安全用药科普丛书

肿瘤用药

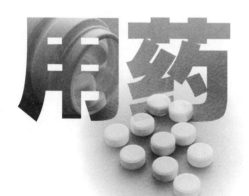

丛书主编 石学敏 赵振宇

主 编 张 洁

小课堂

天津出版传媒集团

天津科技翻译出版有限公司

图书在版编目(CIP)数据

肿瘤用药小课堂 / 张洁主编 . — 天津 : 天津科技
翻译出版有限公司, 2023.5
(安全用药科普丛书 / 石学敏, 赵振宇主编)
ISBN 978-7-5433-4345-0

Ⅰ.①肿… Ⅱ.①张… Ⅲ.①肿瘤－用药法 Ⅳ.
①R730.53

中国国家版本馆 CIP 数据核字(2023)第 063135 号

声　明

肿瘤用药小课堂
ZHONGLIU YONGYAO XIAOKETANG

出　　版:天津科技翻译出版有限公司
出 版 人:刘子媛
地　　址:天津市南开区白堤路 244 号
邮政编码:300192
电　　话:022-87894896
传　　真:022-87893237
网　　址:www.tsttpc.com
印　　刷:高教社(天津)印务有限公司
发　　行:全国新华书店
版本记录:710mm×1000mm　16 开本　6.25 印张　110 千字
　　　　　2023 年 5 月第 1 版　2023 年 5 月第 1 次印刷
　　　　　定价:32.00 元

(如发现印装问题,可与出版社调换)

丛书编委会

丛书主编

石学敏　赵振宇

编　者（按姓氏汉语拼音排序）

蔡　磊	柴　莹	柴士伟	陈　鹏	陈　正	陈金千	陈湉傲
董　艳	杜春辉	杜春双	杜美静	高　宁	高　智	韩建庚
康　蕊	蓝高爽	李　昊	李　佳	李　蒙	李　倩	李　妍
李　莹	李博乐	李继彬	刘　芳	刘　艳	刘婧琳	刘文生
刘翔宇	刘晓磊	刘艳萍	刘玥皎	柳丽丽	陆　璐	缪　玮
庞　宁	彭龙希	瞿晶田	石学敏	宋　玮	宋　鉴	谭晓旭
王　丹	王　磊	王　楠	王　玮	王春伟	王郁汀	温晓娜
文柳静	文彦丽	肖苊珂	谢　栋	徐梦思	许　鑫	许建春
薛　静	杨　晨	杨檬檬	杨晓姣	叶　青	禹　洁	袁恒杰
臧　滨	臧美彤	张　超	张　洁	张　颖	张福君	张晓龙
张紫钰	赵　青	赵芙蓉	赵振宇	郑国斌	周　瑾	朱爱江
朱明辉						

本书编委会

主　编

张　洁

副主编

高　宁　文柳静

编　者（按姓氏汉语拼音排序）

陈　正　陈湉傲　杜春双　高　宁　韩建庚　李博乐　刘婧琳
陆　璐　缪　玮　王春伟　文柳静　杨檬檬　张　超　张　洁
张晓龙　张紫钰

丛书前言

《"健康中国2030"规划纲要》强调:"健康是促进人的全面发展的必然要求,是经济社会发展的基础条件。实现国民健康长寿,是国家富强、民族振兴的重要标志,也是全国各族人民的共同愿望。"为满足国民主动汲取健康知识的需求,引导公众树立科学的健康理念和疾病防治意识,我们与多家医院的专家们几经探讨交流,最终,在天津市药学会药学服务专业委员会的大力支持下,我们牵头编写了这套"安全用药科普丛书",力求为全民健康贡献一套规范用药的教育和科普指南。

本套丛书选取大众生活中影响最广的常见病进行用药科普释疑,采用问答的形式,图文并茂,内容丰富,深入浅出,让读者理解药物的选择,以及掌握长期服药期间的各种注意事项和生活方式的调整方法。本套丛书不仅适合普通患者及其家属阅读,对于相关医务人员也有一定的参考价值。

此次编写科普丛书,我们深感意义重大。我们希望能够积极参与医学知识普及工作,并用最朴实、通俗的语言,尽最大的努力,让广大读者掌握科学用药的知识。在编写过程中,我们认真撰写,紧扣与大众日常生活关系最密切的问题,用心斟酌语言,力求让广大患者在病情的防治和合理用药知识方面有所收获,重回健康生活,共享美好未来。

我们相信,本套丛书的出版,有助于促进公众健康素养的稳步提高,为推进"健康中国"建设出一份力。

序 言

　　近年来,我国恶性肿瘤的发病率和死亡率逐年攀升。随着肿瘤学、分子生物学、药学及计算机等相关学科的发展,临床诊疗手段推陈出新,抗肿瘤药物的研发与临床应用也不断突破,使恶性肿瘤患者的生存率得到大幅度提升。随之而来的就是广大患者对恶性肿瘤相关信息获取的渴望,包括从疾病诊断、治疗方式,到健康管理、康复疗养等多个方面。

　　天津医科大学肿瘤医院的药师根据患者经常咨询的问题,以及临床用药的经验,并结合患者的用药习惯,整理出一些大家普遍关心的问题,深入浅出地从5个方面讲解了癌症与肿瘤的相关知识、恶性肿瘤和癌性疼痛药物治疗的相关问题、肿瘤营养与肿瘤患者饮食的注意事项,以及肿瘤相关治疗的一些常见问题。希望本书对广大患者的日常用药和治疗有所帮助,能够提高患者对安全用药和药物用法的认知水平,避免用药误区,让患者更加科学合理地用药,积极配合治疗。

　　当您有用药问题的时候,药师就在身边,我们携手并进,共同构建和谐的医患关系。

郝建锋

前 言

　　本书采用问答的形式,由天津医科大学肿瘤医院的药师团队为读者解答肿瘤用药的相关问题,让读者了解如何预防恶性肿瘤、如何看待医生为患者制订的治疗计划、如何理解对药物的选择,以及长期服药期间的各种注意事项和生活方式的调整。全书共分为5章:第一章为癌症相关知识,为读者讲解关于癌症的基本常识及相关治疗手段;第二章为癌症治疗和用药相关知识,包括服用各类药物的注意事项、储藏和用法、药物的不良反应等;第三章针对肿瘤患者的营养与日常饮食进行指导;第四章和第五章分别介绍了癌性疼痛药物治疗和肿瘤相关治疗。

　　本书编者有着丰富的肿瘤临床用药经验,力求帮助读者树立规范用药的理念,掌握科学、安全、有效的用药方法,解决肿瘤患者在用药过程中存在的实际问题,使肿瘤患者获得更优的预后。同时,真诚地希望读者朋友们对书中的疏漏、错误提出宝贵的意见,谢谢你们的支持!

张洁

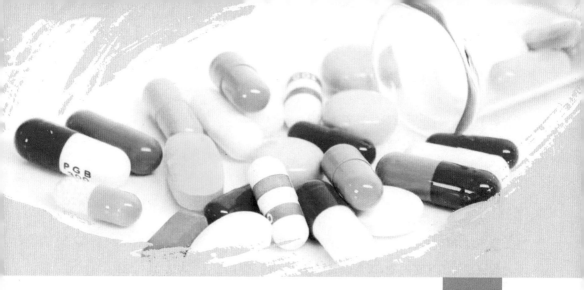

第 一 章

癌症相关知识

目 录

癌症治疗和用药相关知识

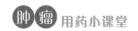

肿瘤患者的营养与饮食指导

第 四 章

癌性疼痛药物治疗

第 五 章

肿瘤相关治疗

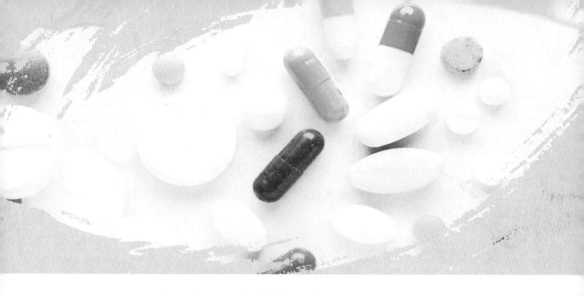

第一章 癌症相关知识

■ 什么是癌症?

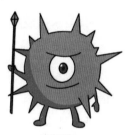

癌细胞

癌症是一种身体细胞不受控制地生长并扩散到身体其他部位的疾病。

癌症几乎可以发生在人体的任何部位。人体由数万亿个细胞组成,通常,人体细胞会在身体需要时生长和增殖(通过细胞分裂)以形成新的细胞。当细胞变老或受损时,它们就会死亡,而新的细胞取而代之。有时,这种有序的过程会崩溃,异常或受损的细胞会在不应该生长和增殖的情况下继续生长和增殖,这些细胞便可能形成肿瘤。肿瘤可以是恶性(癌性)的,也可以是良性的。

■ 癌细胞与正常细胞的区别是什么?

癌细胞在以下方面与正常细胞不同:癌细胞会在没有信号告诉它们生长的情况下生长,正常细胞只有在接收到此类信号时才会生长。癌细胞会忽略细胞停止分裂或死亡的信号(即程序性细胞死亡或细胞凋亡的过程),会侵入附近区域,并扩散到身体的其他区域,而正常细胞在遇到其他细胞时停止生长,大多数正常细胞不会在身体周围移动。癌细胞会使血管向肿瘤生长,为肿瘤提供氧气和营养,并从肿瘤中清除废物;其能够躲避免疫系统,欺骗免疫系统使自身存活和生长。癌细胞会以不同于大多数正常细胞的方式从营养物质中获取能量,这让癌细胞生长得更快。

癌细胞非常依赖这些异常行为,研究人员利用这些特点,开发针对癌细胞异常特征的疗法。

■ 癌症的风险因素是什么?

癌症的风险因素包括接触化学品或其他物质,以及某些行为,还包括人们无法控制的事情,如年龄增长和家族病史。

大多数癌症风险(和保护性)因素最初是在流行病学研究中确定的。在这些研究中,科学家将患癌症的人和没有患癌症的人进行比较,研究结果可以表明,与未患癌症的人相比,患癌症的人或多或少会有某些行为或接触某些物质,但此类研究本身并不能证明某种行为或物质会导致癌症。这种类型的发现可能会引起媒体的关注,可能会导致人们对癌症如何发生和传播的错误认识。

研究最多的已知或疑似癌症的风险因素如下图所示。尽管其中一些风险因素可以避免,但其他风险因素(如年龄增长)则无法避免。限制接触可避免的风险因素可能会降低患某些癌症的风险。

- 年龄
- 酒精(乙醇)
- 已知的致癌物质
- 慢性炎症
- 饮食
- 激素
- 免疫抑制
- 传染性病原体
- 肥胖
- 辐射
- 烟草

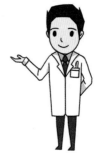

已知会增加癌症风险的因素有哪些?

吸烟

吸烟与多种癌症风险的增加密切相关。吸烟是以下类型癌症发生的主要原因:急性髓性白血病、膀胱癌、宫颈癌、食管癌、肾癌、肺癌、口腔癌、胰腺癌、胃癌等。

感染

某些病毒和细菌能够导致癌症。例如,人乳头瘤病毒(HPV)会增加患宫颈癌、阴茎癌、阴道癌、肛门癌和口咽癌的风险;乙型肝炎(简称"乙肝")和丙型肝炎(简称"丙肝")病毒会增加患肝癌的风险;幽门螺杆菌会增加患胃癌的风险。

辐射

暴露于辐射是已知的癌症原因。有两种主要类型的辐射与癌症风险增加有关:来自阳光的紫外线辐射和电离辐射,如用于检测癌症的医疗辐射(X线、CT扫描等)。电离辐射会导致女性患白血病、甲状腺癌和乳腺癌,也可能与骨髓瘤、肺癌、胃癌、结肠癌、食管癌、膀胱癌和卵巢癌有关。暴露于医疗 X线的辐射会增加患者和X线技术人员患癌症的风险。患者在儿童和青少年时期所受的医疗辐射与其年轻时患癌症的风险增加有关。

器官移植后的免疫抑制药物

免疫抑制药物会降低机体的免疫反应,以防止移植器官被排斥。器官移植后的最初6个月,患癌症的风险,尤其是由病毒引起的癌症的风险较高,且这种风险会持续很多年。

■ 可能影响癌症风险的因素有哪些？

饮食

一些研究表明,高脂肪、高蛋白质、高热量和红肉的饮食会增加患结直肠癌的风险,但其他研究并未证明这一点。目前尚不清楚低脂肪、高纤维、富含水果和蔬菜的饮食是否会降低患结直肠癌的风险。

酒精

有研究表明,摄入酒精(乙醇)与口腔癌、食管癌、乳腺癌、男性结直肠癌的风险增加相关,也可能增加患肝癌和女性患结直肠癌的风险。

运动

研究表明,经常锻炼和劳动的人患某些癌症的风险低于不经常锻炼的人。一些研究表明,体育锻炼可以预防女性绝经后乳腺癌和子宫内膜癌。

肥胖

研究表明,肥胖与女性绝经后乳腺癌、结直肠癌、子宫内膜癌、食管癌、肾癌、胰腺癌的风险增加有关。一些研究表明,肥胖也是胆囊癌和肝癌的风险因素。目前尚不清楚减肥是否会降低与肥胖有关的癌症风险。

糖尿病

一些研究表明,患有糖尿病的人群可能会略微增加患以下类型癌症的风险:膀胱癌、乳腺癌、结直肠癌、子宫内膜癌、肝癌、肺癌、口腔癌、口咽癌、卵巢癌、胰腺癌等。同时,糖尿病和癌症具有一些相同的风险因素,如高龄、肥胖、吸烟、不健康的饮食和缺乏运动。由于糖尿病和癌症共享这些风险因素,因此,很难确定糖尿病或这些风险因素是否会增加患癌症的风险。

环境风险因素

已经发现空气污染与癌症风险之间存在联系,如肺癌与二手烟草烟雾、空气污染和石棉之间的联系;饮用含有大量砷的水与皮肤癌、膀胱癌和肺癌有关。

■ 已知可降低癌症风险的干预措施有哪些?

选择性雌激素受体调节剂(SERM)(如他莫昔芬或雷洛昔芬)已被证明可以降低女性患乳腺癌的风险。

非那雄胺已被证明可以降低男性患前列腺癌的风险。

未知的可降低癌症风险的干预措施:阿司匹林尚未被证明可以预防大多数癌症;尚未证明维生素和膳食补充剂可以预防癌症。

■ 从肝炎到肝癌有多远?

从肝炎到肝癌一般经历的过程是:肝炎→肝硬化→肝癌。与胃癌、乳腺癌等多数实体瘤不同,肝癌大多数是从长期慢性肝病发展而来的。从肝炎到肝癌一般会经历肝硬化的过程。但这并不绝对,有部分患者会出现从肝炎直接进展为肝癌的情况。而肝癌早期很可能没有特异性症状提示,当出现肝部疼痛或上腹部包块等症状时,多数预示着肝癌已经处于中晚期。因此,从肝炎到肝癌并非遥不可及,病毒性肝炎患者更应该小心提防肝癌。

■ 日常生活中如何预防肝癌?

接种乙肝疫苗

接种乙肝疫苗是预防乙肝病毒感染最经济有效的方法。目前乙肝疫苗已纳入儿童计划免疫范围,所有新生儿均可免费接种乙肝疫苗。疾病预防控制中心建议所有儿童和有感染风险的成年人接种乙肝疫苗。

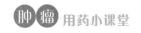

抗病毒治疗

积极进行抗病毒治疗是降低乙肝和丙肝患者肝癌发病风险的关键措施。

慢性乙肝治疗的目标是抑制病毒复制，延缓肝衰竭、肝硬化及肝癌的发生。抗乙肝病毒的一线药物包括恩替卡韦、富马酸替诺福韦酯、富马酸丙酚替诺福韦，以及干扰素等。

通过抗病毒治疗可以彻底清除丙肝病毒，阻止慢性肝炎进展为肝硬化或肝癌。临床上治疗丙肝常用的药物主要有索非布韦、达卡他韦、维帕他韦等。

戒烟限酒

吸烟和过量饮酒不会直接引起肝癌，但可以起到"催化剂"的作用，促进肝癌的发生。因此，日常生活中要注意戒烟、远离"二手烟"，并且限制酒精摄入。

避免接触黄曲霉毒素

在温暖潮湿的地区，应将粮油食品存放于干燥和通风的环境中，减少食物的霉变，平时不吃发霉、变质的食物。避免厨房内竹木制餐具的霉变，特别注意竹木制砧板、餐具等的清洗和存放，减少黄曲霉毒素的暴露。

保持健康体重

平时应控制饮食，加强体育锻炼，避免肥胖，保持健康的体重水平。

注意合理饮食

提倡营养均衡的膳食模式，多食用新鲜的蔬菜瓜果，少吃油炸、烧烤等食物，预防脂肪肝。

养成健康的生活方式

熬夜、焦虑、压力等都会影响肝脏的功能，日常生活中要养成健康的生活方式,减少熬夜,保证充足的睡眠,劳逸结合。保持良好的情绪,及时释放压力。

■ 癌症会像感冒一样传染吗?

癌症本身不会传染。

传染病必须具备3个条件:传染源、传播途径及易感人群,三者缺一不可。癌症患者本身不是传染源,癌细胞自身无法通过某种途径传入他人体内,从而引发癌症。

需要注意的是,某些微生物感染可导致肿瘤的发生,而这些微生物则有可能传染。如肝癌患者同时伴有活动性乙肝,肝炎病毒就具有传染性,但肝癌细胞不会传染。感染者被传染的是乙肝而非肝癌。因此,如果肝癌是由病毒性肝炎(如乙肝)发展所致,应做好防护,特别注意不要接触患者的血液。一般的接触,如与患者握手、同桌共餐等,是不会感染乙肝病毒的。

■ 为什么有时一个家族内会出现多名癌症患者?

这种家族中癌症发生的相对聚集性,主要与家族遗传或具有共同的致癌因素有关。前者是指家族成员具有相似的遗传背景,对某些肿瘤具有易感性,导致癌症发生,这类家族成员是癌症预防和筛查的重点人群。后者包括吸烟与被动吸烟、过量饮酒、高脂肪饮食、过度紫外线照射,以及感染乙肝病毒和接触某些化工原料、染料、农药等。虽然某些生物体,如病毒、细菌、寄生虫等,与某些癌症的发生有关,但它们本身并不传播癌症,不是癌症发生的直接原因。

■ 恶性肿瘤患者有无必要做基因检测?

基因检测对两类人有重要意义:第一,父母都有明显的遗传病;第二,肿瘤患者选择靶向药物须检测靶向药物与癌症致病基因是否匹配有效。基因检测的意义在于为靶向药物的使用提供依据,并为个体化的用药提供指导。目前,靶向药物在不同癌种的分布是不同的,即有些癌种靶向药物选择多,有些癌种靶向药物选择少,前者如肺癌,建议患者进行基因检测。

■ 癌症预后与什么因素有关?

影响预后的一些因素包括以下5点。

1	癌症的类型及其在患者体内的位置。
2	癌症的分期,即肿瘤的大小及其是否已经扩散到身体的其他部位。
3	癌细胞的等级、特征,指癌症可能以多快的速度生长和扩散。
4	患者的年龄和患癌症前的健康状况。
5	患者对治疗的反应。

■ 癌症治疗"5年生存率"是什么概念?

5年生存率是临床上用来反映某种癌症严重程度、进展快慢或凶险程度的一个指标,在医学上,也用这个指标来评价癌症的治疗效果。5年生存率是一个统计学概念,通俗来说,癌症的5年生存率可以理解为:某种癌症经过治疗,生存5年以上的患者所占的比例。实际上,确诊癌症后,活到5年以上的患者随处可见。早期乳腺癌的5年生存率甚至超过95%,5年生存率已不再是一个令人惊恐的指标。

为什么选择5年作为标准? 癌症之所以难以治愈,在于其存在复发和转移的风险。据5年生存率统计,晚期癌症患者5年生存率较低的大部分原因并非手术或治疗不成功,而是在治疗前已经转移或残留在体内的癌细胞经过一段潜伏时间,重新增殖,或是通过淋巴、血管,在其他部位形成新病灶。所以,当医生告诉患者,病灶部位的肿瘤已经全部切除,手术相当成功,如果治疗后5年内不复发转移,之后患者所面临的相关风险将大大降低,在临床中,这就意味着已接近治愈,故常用5年生存率代表癌症的疗效。

然而,这还不能算作治愈,只能说病情得到了缓解和控制(稳定)。只有当癌症患者经过治疗、生存时间超过5年、又无任何复发迹象时,才可以视之为临床治愈。

■ 癌症为什么会复发?

癌症之所以难以治愈,关键原因是癌症存在转移或复发的风险。癌症复发,可以简单地认为是在经过治疗、患者体内已经检测不到癌症病灶存在的一段时间后,癌症又"出现"了。这些癌细胞可能"休眠"了一会儿,但最终它们继续增殖,导致癌症再次出现。癌症复发的原因之一是原来的治疗并没有完全清除所有的癌细胞,留下的癌细胞重新长成新的肿瘤;另一个原因是有些癌细胞对治疗产生了耐药。

癌症治疗无法完全清除癌细胞

经过治疗之后,患者的身体里面还是有可能存在一些癌细胞,就是这些癌细胞导致患者疾病复发,因为目前对于癌症的治疗手段,只能实现临床治愈。手术只能切除已经形成肿块的癌细胞,放化疗可能只能消灭已经成形的癌细胞,不管是手术还是放化疗,可能都没办法完全把体内的癌细胞清除干净,还需要医学的进一步发展,需要更多专家进行研究,医学工作者也在积极地寻求新的解决方式。

癌细胞可能会对治疗产生耐药

有时,癌细胞会对癌症治疗产生耐药,就像细菌可能对抗生素产生耐药一样。这意味着放化疗杀死了大部分癌细胞,但其中一些未受影响或影响很小的癌细胞可以继续在治疗中存活。基因突变也可以使癌细胞对于癌症治疗药物耐药。有时癌症可能同时对许多药物产生耐药,这就是多重耐药。耐药的癌细胞通常具有高表达的P-糖蛋白。P-糖蛋白是一种比较常见的、可以保护细胞免受外来有害分子入侵的分子泵,它位于细胞膜上,如同守护细胞的"保安"。"守卫"在癌细胞表面的高表达P-糖蛋白也可以非常负责地

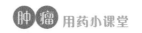

阻止癌症治疗药物的进入。

当然,如果真的出现了癌症复发,患者也不需要太过恐慌。与第一次确诊癌症相比,患者往往对于癌症更加了解,并且对于治疗方案更加有经验,知道可能会产生什么样的不良反应,以及如何应对。这一切都有利于癌症的治疗。

■ 癌症患者该如何运动?

事实上,运动不仅能够降低肿瘤的发病风险,对癌症患者来说,更能降低肿瘤复发和因肿瘤死亡的风险,澳大利亚临床肿瘤学会(COSA)也提出主治医生应该为肿瘤患者开具"运动处方"。

既然运动对于癌症患者来说益处多多,那么,癌症患者该怎样运动呢?

运动前提

获得医生的同意后再进行锻炼。

注意事项

应循序渐进,缓慢进行,即使患者在诊断肿瘤疾病前很擅长运动。不建议患者在大型健身房运动,因为细菌很容易在共用设备上传播。

运动内容

▶▶ 呼吸练习

许多患者会出现呼吸短促、呼吸困难,这可能会使他们无法活动。恢复呼吸有助于提高耐力,使日常活动更容易,因此,患者应该从呼吸练习开始锻炼计划。呼吸练习的内容为腹式呼吸。膈肌是肺部和腹部之间的肌肉。其可使更多的空气进出肺部,同时减少胸部肌肉的疲劳。

▶▶ 拉伸运动

拉伸可帮助更多的血液和氧气流向肌肉,改善肌肉弹性,帮助机体自我修复。

▶▶ **有氧运动**

每日进行有氧运动是帮助患者改善健康状况的好方法。有氧运动可以强健心脏,提高心肌的供氧能力。有氧运动包括步行、跳舞或任何患者喜欢的提高心率的活动。建议每周有氧运动的时间约为150分钟。有氧运动需要制订计划和目标。起初,患者可能会很快感到疲倦,只能进行短时间的锻炼,但要鼓励患者坚持下去。刚开始锻炼的好方法是每次仅进行10分钟。有氧运动可以在方便的时候进行,而且健身房不是唯一合适的场所。低强度的运动,如步行,是一种安全的开始方式。患者可以在房间内进行步行运动。当患者适应后,可以慢慢增加步行距离,也可使用计步器计算步数,并帮助设定和实现目标。此外,还可以通过在生活中做出小的改变来缓慢增加运动量,如爬楼梯和把车停到更远的地方。

▶▶ **力量训练**

无论患者在诊断前多么善于运动,其力量和耐力都会因肿瘤和治疗有所降低。患者会受益于力量训练,因为它可以增强由于化学药物治疗(简称"化疗")和放射治疗(简称"放疗")而变弱的肌肉。此外,疲劳会导致患者长时间坐或躺在床上,导致他们的肌肉失去力量。力量训练能让患者变得更积极,更快地回到工作和生活中。力量训练还可以帮助患者改善平衡和姿势,增加骨骼强度。

■ 性格与癌症的发生有关系吗?

相关研究显示,与人关系疏远或容易招惹是非的人,与普通人相比更容易罹患消化系统和淋巴系统癌症;性格忧郁、感情不外露的人患癌症的风险比性格开朗的人要高出15倍。因为精神抑郁(抑郁症并不仅仅是"心病")等消极情绪长期作用于中枢神经系统,造成自主神经功能和内分泌功能失调,使机体的免疫功能受到了抑制,癌细胞突破免疫系统的防御,便形成癌症。致癌的因素十分复杂,而精神因素在癌症的发生和发展上起着重要作用。现代医学发现,癌症好发于一些受到挫折后,长期处于精神压抑、焦虑、沮丧、苦闷、恐惧、悲哀等情绪紧张的人群。精神心理因素并不能直接致癌,但其往往以一种慢性的持续性刺激来影响和降低机体的免疫力,增加癌症的发生率。

癌症性格,是指容易导致罹患癌症的性格特征。性格与癌症关系密切,相关统计资料显示,癌症患者一般有某些特定的性格特征,具有这些性格的人较其他人群更容易得癌症,因此称为"癌症性格"。

专家提示,良好的心理素质不仅能有效预防癌症,还有利于治疗,而孤寂、愤怒、悲哀、绝望等负面情绪则会破坏人的免疫系统,诱发癌症。患者应形成积极向上、乐观开朗的性格,尽量避免形成"癌症性格"。

虽然人们说"性格决定命运",但性格只是癌症发生的一个诱因,它会随着后天的人生阅历和环境因素而改变。因此,不妨去咨询心理医生,听听专业人士的指导和建议,学会正确处理不良情绪。保持平和、宽容、豁达、乐观的心态去生活,是避免形成"癌症性格"的好办法。

■ 癌症患者为什么要做基因检测?

肿瘤与肿瘤之间的异质性及单个肿瘤内的异质性是目前肿瘤治疗的瓶颈之一。具体包括个体的异质性、不同肿瘤细胞类型的异质性、同一肿瘤细胞内的异质性等。肿瘤异质性会妨碍正确的肿瘤治疗。如果治疗仅仅关注一小部分特异性的细胞,那就很容易导致肿瘤的复发。通常,因为肿瘤异质性的存在,针对肿瘤一个受体的治疗往往不会有明显的疗效。同时,肿瘤的异质性不只是有多个肿瘤亚克隆,肿瘤的微环境也存在异质性,这导致了肿瘤治疗的困难局面。

目前,肿瘤治疗已进入分子靶点的个体化医疗时代,肿瘤的治疗已逐渐从以病理为主转变为病理与驱动基因共同决定选择。肿瘤发生机制的复杂性也提示临床医生在选择治疗药物之前,若能进行基因检测及分析,对于治疗的用药指导将会十分有帮助。具体来说,可针对患者的基因分型来精确地推荐合适的靶向药物,对患者的重要变异基因进行解析,并针对靶向药物及化疗药物进行用药提示。

同时,一些患者在治疗过程中常常存在耐药问题,而耐药机制众多,只有明确耐药的原因才能选择进一步的治疗方案。基因检测即可针对复杂耐药进展患者,分析其耐药的机制和进展原因,为进一步调整用药提供指导方案。

■ 患了乳腺癌,是否应该保乳?

有些乳腺癌患者在需要进行肿瘤切除时会被问到是否想保乳,这时患者容易犯难,既想保乳,又担心保乳切不干净癌细胞,术后容易复发,还可能影响生存时间。在手术决策中能否保乳,主要是由患者肿瘤的大小、位置、淋巴结的转移情况等决定,在肿瘤侵袭范围较小、可保乳的情况下,医生会直接为患者选择保乳手术,而当肿瘤侵袭范围略大、不能直接保乳时,一部分患者可以在手术前进行一段时间的药物治疗,待肿瘤的侵袭范围缩小、可采取保乳手术时,能够采取这种治疗的患者才会被问到这个问题,这时治疗方案的选择需要根据患者的保乳意愿进行决策。如果患者对于形象有要求,想要保乳,可采取药物治疗后进行保乳手术,如果不在乎是否有乳房缺失,也可以选择直接进行乳房切除手术,两种治疗方法的预后不会有显著差异。因此,患者需要与医生仔细沟通自己的术前用药情况和保乳意愿,以选择最适合患者的治疗方案。

■ 患了乳腺癌还能生育吗?

随着医学的发展,乳腺癌的早诊率和治愈率在逐渐提高,乳腺癌患者获得了长期生存,甚至得到治愈,一些乳腺癌育龄患者也开始考虑生育问题。乳腺癌患者如果在用药期间,因相关药物基本都有生殖毒性,一般不建议妊娠。大多数进行内分泌治疗的患者需要完成5~10年的药物治疗,在此期间,乳腺癌都有复发风险,术后10年复发风险明显降低,但并非完全没有复发的可能,而且妊娠期间,体内激素水平升高,也可能对患者的预后产生影响,患者应综合权衡自己的生育需求和疾病复发对自己造成的影响,慎重决定。

■ 肺癌患者为什么会出现咳嗽的症状？

咳嗽可能是由过敏、刺激或神经元通路受损引起的，损伤可能发生在气道和中枢神经系统内。引发肺癌患者咳嗽的原因主要有：

▶▶ 生长于气道的肿瘤对气道产生牵拉、收缩作用，刺激机械敏感性咳嗽感受器，可直接引发咳嗽。

▶▶ 肿瘤导致气道阻塞，分泌物引流不畅，造成病原体感染，引起继发性阻塞性肺炎。

▶▶ 肺神经内分泌肿瘤可引起气道神经源性炎症。

▶▶ 肿瘤治疗相关不良反应损伤肺纤维，导致气道反应性增高。

以上这些因素可能同时存在，共同作用，加剧咳嗽的症状。与周围型肺癌患者相比，中央型肺癌患者更容易出现咳嗽。

■ 肺癌患者出现咳嗽时需要治疗吗？

答案是肯定的。反复剧烈的咳嗽可引起呼吸系统、循环系统、消化系统、泌尿生殖系统和神经系统等各种并发症，可加剧疼痛、疲劳、失眠、呼吸困难等症状。大约15%的肺癌相关性咳嗽患者自诉因咳嗽导致明显的睡眠障碍，咳嗽引发的压力性尿失禁也会显著影响女性患者的生活质量。

肺癌术后切口周围疼痛及咳嗽是最常见的两大并发症，咳嗽会加剧疼痛，直接影响创口愈合。咳嗽引发的肋骨骨折是慢性咳嗽患者潜在的严重并发症，肿瘤患者咳嗽还可能加剧骨转移性疼痛。改善肺癌患者咳嗽等呼吸道症状，对提高患者的生活质量具有重要意义。

《肺癌相关性咳嗽诊疗中国专家共识》推荐使用福尔可定作为肺癌患者镇咳的首选药物。可待因由于其不良反应，不进行优先推荐；使用右美沙芬时应注意其长期使用的安全性；吗啡镇咳疗效不存在剂量依赖性升高，且存在较多不良反应，不进行优先推荐。

■ 什么是"林奇综合征"筛查?

林奇综合征为常染色体显性遗传病,临床上称为遗传性非息肉性大肠癌,具有家族聚集性,患者的发病年龄较年轻。如果林奇综合征患者在发现第一处结直肠癌时未进行结肠次全切除术或全切术,那么他(她)在10年内发生另一处原发性结直肠癌的概率为25%~30%。因此,年轻患者就要考虑扩大切除范围,即所谓的预防性切除。所以,早期确诊林奇综合征,对于结直肠癌患者本身的治疗有着重大意义。

基因检测在林奇综合征的确诊中不可或缺。基因检测在遗传性肿瘤诊疗中起到至关重要的作用,可以说是诊断的金标准,因为所谓遗传,就一定是在基因层面产生了问题,因此也能够通过胚系基因检测去找到问题的根源,进而明确遗传疾病的致病基因。而林奇综合征作为典型的遗传性肿瘤综合征,在结直肠癌临床表征上不存在大量的息肉,所以更隐蔽,更难以识别。因此,这一类患者需要通过胚系突变基因检测来确诊,从而为预防性的治疗和干预提供精确的指导。

MMR基因胚系检测是诊断林奇综合征的"金标准"。在二代测序(NGS)时代,直接使用金标准分子诊断方法,诊断林奇综合征更加可靠,若检出的MMR基因胚系突变比对公共数据库(Clinvar、OMIM、HGMD等)被确认为致病突变的患者,即可确诊林奇综合征。

林奇综合征作为常染色体显性遗传肿瘤综合征,具有非常明确的临床特征,包括家族聚集性、发病早、预后好,而且有明确的诊疗方案可显著降低癌症的发生率和死亡率。因此,林奇综合征的检测意义非常重要,应该得到重视。

■ 服用阿司匹林有助于预防癌症吗?

服用低剂量阿司匹林可能会降低患结直肠癌的风险,研究人员正在研究其是否会降低患其他癌症的风险。

过去20年的研究表明,经常服用阿司匹林可能还有另一个重要的积极影响:降低患某些类型癌症或死于某些类型癌症的风险。美国预防服务工作组(USPSTF)指出,对于某些人来说,阿司匹林有助于降低他们患心血管病和结直肠癌的风险,但该建议并不全面。该小组正在继续研究其中的关键问题,如阿司匹林的适用人群、给药剂量、如何降低结直肠癌风险,以及定期使用这种具有百年历史的药物对其他癌症是否有预防作用。

■ 想要预防消化道肿瘤,饮食上该注意什么?

胃肠道肿瘤在我国非常普遍。以结直肠癌为例,这一常见的消化道恶性肿瘤,占胃肠道肿瘤发病率的第二位。红肉和加工肉制品摄入量高,与结直肠癌、食管癌、胃癌的发生相关,与肝癌没有明显关联;水果摄入量低与食管癌、胃癌的发生相关;蔬菜摄入量低与肝癌、食管癌、胃癌的发生相关。吸烟、饮酒、嚼食槟榔,不仅是口腔癌的"亲密伙伴",还会增加其他类型癌症的发生风险。滚烫的食物会增加罹患食管癌的风险,不论是口腔还是胃肠道黏膜上皮,或者是食管内壁,其正常耐受的温度为40~50℃,一旦遭受到50℃以上的热刺激,就容易发生损伤,还可能发生烫伤。幽门螺杆菌感染对人体造成的影响是慢性的,可能发展为消化不良、缺铁性贫血,还有可能引起慢性胃炎、消化道溃疡、特发性血小板减少性紫癜,甚至增加罹患胃癌的风险。

■ 什么是肿瘤骨转移?

骨转移是某些原发于骨组织以外的恶性肿瘤,经血行转移至骨组织而引起的以骨破坏、疼痛为主要表现的疾病。骨转移多见于乳腺癌和前列腺癌,约占所有骨转移的70%。骨转移瘤多发于脊柱,其次为骨盆和下肢长骨,膝关节、肘关节等部位较为少见。骨转移可引起剧烈疼痛、骨折等,严重影响患者的生活质量。

许多患者认为,一旦肿瘤发生了骨转移,就没有希望治愈。其实肿瘤骨转移并不可怕,经过适当的治疗可以控制和延缓疾病进展。很多骨转移瘤患者的死亡不是因为骨破坏,而是原发肿瘤进展导致重要的脏器功能障碍,或者是转移到重要的脏器系统,如肺、肝、肾等,从而导致死亡。

■ "儿童肿瘤洗澡自查法"具体怎么操作?

肿瘤是儿童时期主要的死亡原因,儿童肿瘤早发现、早治疗对于患儿的生存预后具有重要意义。肿瘤发病前的一些征象是有迹可循的,了解肿瘤的早期征象有利于肿瘤的及时发现。例如,长期不明原因的发热、贫血、黏膜出血及皮肤瘀斑,体表或腹腔等部位包块等,建议家长定期给儿童做体检。此外,日常生活中,家长也可对儿童进行肿瘤家庭自查。

"肿瘤洗澡自查"具体方法是,家长给儿童洗澡时,按"头、颈、肩、臂、腹、腿、背、会阴"的顺序擦拭,手指并拢,以掌心边涂肥皂边触摸孩子的皮肤表面,感受皮下有无软硬不平的肿物,观察儿童身体两侧是否对称,有无畸形或疼痛等。为避免遗漏,通常建议按如下"路线"进行检查。

儿童肿瘤洗澡自查法

(1)头:手掌摸头皮,拇指顺势下滑至耳前淋巴结,食指摸耳后淋巴结。

(2)颈:手指滑向后方摸发际,然后转到前方摸下颌处。

(3)肩:食指及中指顺着耳下边摸边下滑,注意锁骨及腋窝处也要摸到。

(4)臂:手掌握住上肢大臂处,顺势下滑至手掌及手指,注意在肘关节处稍做停顿。

(5)腹:掌心覆盖胸腹部,注意侧面也不能落下,要连续,一气呵成,手掌不要离开皮肤表面,防止肿瘤的滑动而漏掉。

(6)腿:腹股沟位置,注意稍用力,向下摸大腿内侧,注意不要遗漏,下滑至小腿、足及足趾。

(7)背:手掌贴于后背及肩胛,直至臀部,再返回摸脊柱。

(8)会阴:直接下滑到尾骨及会阴处,最后从后方摸肛沟及生殖器。

儿童肿瘤洗澡自查法

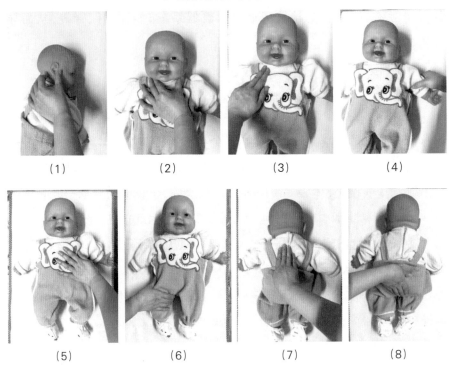

| （1） | （2） | （3） | （4） |

| （5） | （6） | （7） | （8） |

　　上述检查仅作为儿童日常的筛查,如果家长在给儿童查体的过程中发现其有异常或不适,则有必要带儿童及时就诊,接受专业的诊疗。

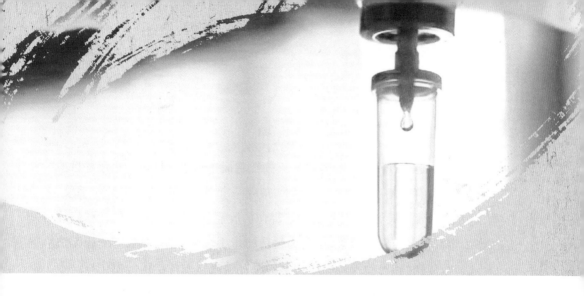

第二章 癌症治疗和用药相关知识

■ 癌症的药物治疗包括哪些种类?

癌症的药物治疗主要包括以下4种。

1 传统的细胞毒性化学药物治疗,即化疗。

2 针对一些内分泌相关肿瘤的激素治疗。

3 针对某些基因突变靶点的靶向药物。

4 近年来上市的免疫检查点抑制剂。

此外,还包括一些癌症患者的伴随用药,如止吐药、抗骨转移药物等。

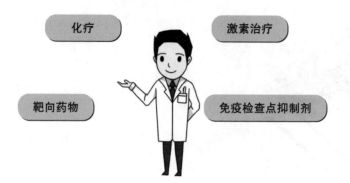

化疗　激素治疗　靶向药物　免疫检查点抑制剂

■ 什么是"化疗"？

化疗就是通过使用化疗药物杀灭癌细胞而达到治疗目的。化疗是目前治疗癌症最有效的手段之一，和手术、放疗一起并称癌症的三大治疗手段。手术和放疗属于局部治疗，只对治疗部位的肿瘤有效，对于潜在的转移病灶（癌细胞实际已经发生转移，但因为目前技术手段的限制，在临床上还无法发现和检测到）和已经发生临床转移的癌症就难以发挥作用。而化疗是一种全身治疗手段，无论采用什么途径给药（口服、静脉和体腔给药等），化疗药物都会随着血液循环遍布全身的绝大部分器官和组织。因此，对于一些有全身播撒倾向的肿瘤及已经发生转移的中晚期肿瘤，化疗都是主要的治疗手段。

■ 什么是"放化疗"？

放疗和化疗会对机体带来一定的不良反应，影响患者的食欲，使得食物中的营养无法很好地吸收，因此，营养补充至关重要。放疗前要保持清淡饮食，合理补充蛋白质、维生素和碳水化合物，可采取"少食多餐"原则。放化疗会对消化道带来一定的刺激，易引起食欲缺乏和消化不良，因此，患者每天摄入的总热量不能低于最低要求，这样才能更好地耐受放化疗。此外，需要注意食物的烹饪方式，最好通过蒸、煮、炖的方式来烹调食物，尽量不要吃油炸和熏烤的食物。

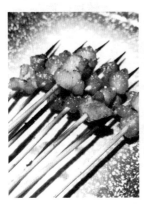
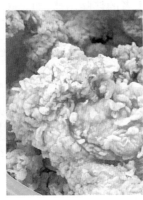
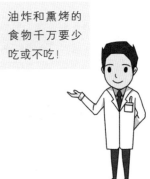

油炸和熏烤的食物千万要少吃或不吃！

■ 什么是靶向治疗?

靶向治疗,是在细胞分子水平上,针对已经明确的致癌位点的治疗方式,设计相应的治疗药物,药物进入体内会特异性地选择致癌位点来结合并发生作用,使肿瘤细胞特异性死亡,而不会波及肿瘤周围的正常组织细胞,所以分子靶向治疗又被称为"生物导弹"。

■ 什么是免疫治疗?

肿瘤的免疫治疗旨在激活人体免疫系统,依靠自身的免疫功能杀灭癌细胞和肿瘤组织。与以往的手术、化疗、放疗和靶向治疗不同的是,免疫治疗的靶标不是肿瘤细胞和组织,而是人体自身的免疫系统。

■ 新辅助治疗与辅助治疗有何区别?

实施时间不同

新辅助治疗主要用于手术之前。辅助治疗则多用于手术切除后,尤其是根治性手术后。

目的不同

新辅助治疗的目的在于缩小肿瘤的体积,降低患者的肿瘤分期,使其可以达到手术切除的标准,减少手术过程中肿瘤扩散及转移的情况,从而实现肿瘤的彻底切除。辅助治疗是根据术后的病理结果而进行的针对性治疗,主要针对高复发、高转移风险的肿瘤患者。

■ 哪些乳腺癌患者适用新辅助治疗?

根据新辅助治疗的目的,可将患者对象分为必选人群和优选人群。其中必选人群是以临床降期为目的,降期后行手术的患者(如局部晚期不可手术、主观上强烈要求降期保乳和降期保腋窝的患者);优选人群是指能获得体内的药物敏感性信息,从而指导后续治疗的患者(如具有一定肿瘤负荷的HER2阳性或三阴性乳腺癌患者)。

为进一步规范新辅助治疗的适用人群,专家组推荐:

(1)所有患者均需要在明确病理学诊断及免疫组织化学技术(简称"免疫组化")亚型划分后制订治疗策略。

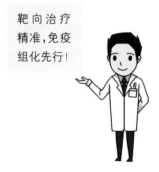

靶向治疗精准,免疫组化先行!

(2)适用人群的筛选包含两个侧重点,必选人群是指有局部治疗需求的患者。而优选人群是期望通过新辅助治疗来了解肿瘤对相应治疗的反应性,并根据全疗程新辅助治疗后是否达到病理学完全缓解而制订后续辅助治疗策略,因此,更推荐有一定肿瘤负荷(T2期或N1期及以上)的HER2阳性或三阴性乳腺癌患者进行新辅助治疗。

■ 什么是PD-1药物?

PD-1是一种重要的免疫抑制分子,其配体PD-L1也可作为靶点,相应的抗体也可以起到相同的作用。PD-1和PD-L1结合,启动T细胞的程序性死亡,使肿瘤细胞获得免疫逃逸,通俗来讲,其可使肿瘤的生长不受控制。PD-1或PD-L1药物旨在阻断上述过程,恢复人体正常的免疫杀伤功能,杀伤肿瘤细胞。

■ 为什么不是所有的肿瘤患者都能接受免疫治疗?

免疫治疗药物是通过重新激活被肿瘤抑制的免疫系统而发挥抗肿瘤作用,其实也是一种针对特定靶点的药物,这些靶点的表达通常存在个体差异,因此就会表现为有的人对这类药物治疗有效,有的人则可能治疗无效,而一些免疫系统异常、脏器功能异常的患者则可能出现非常严重的免疫系统紊乱或脏器损伤,表现为严重的药物不良反应。临床经过大量的试验,发现有些肿瘤需要检测相关靶点(免疫治疗标志物)的表达来确定药物的有效性,有些肿瘤则不需要基因检测。同一疾病在不同阶段是否能够应用免疫治疗,也需要经过大量的临床试验来证实。另外,在进行免疫治疗之前,还需要对患者的身体状况进行评估,以避免严重不良反应的风险。

■ 癌症患者是不是多做几次化疗,治疗效果会更好?

癌症是一类细胞增殖、分化异常的疾病,化疗药物有"细胞毒性"和促进分化作用,所以化疗可以杀死癌细胞、促进分化,从而治愈癌症。但化疗是一把"双刃剑",在取得疗效的同时,也会出现严重的毒性反应,对人体造成损伤;同时,化疗会抑制患者的免疫功能,反而会助长了癌细胞的生长;多次化疗、反复刺激,会加剧癌细胞的耐药性,影响化疗效果,一般化疗6次后效果就很差了。正是由于这些原因,化疗有严格的疗程和剂量规定,使用时不能过于相信化疗的"抑瘤奇功"而擅自加量。因此,"多做几次化疗更保险"的想法是错误的,我们要科学地认识和恰当地进行化疗,并在化疗的同时配合服用增效减毒的药物。

■ 使用靶向药物是否会使癌细胞产生耐药性?

靶向治疗会使癌细胞产生耐药。靶向药物导致的耐药性通常分为两种方式:获得性耐药,肿瘤为了逃避药物作用产生其他基因突变,抑制靶向药物对原靶点的治疗作用;天然耐药,虽然患者本身有靶点突变,但因为天然存在其他突变,所以导致用药后短时间产生耐药。

一般在产生耐药时,靶向药物会控制不住肿瘤生长,导致肿瘤增大或向远处转移,这时患者可能会出现新的症状,如之前没有咳嗽症状而近期开始咳嗽,或者脑转移后患者会头晕、头痛,没有原因地呕吐,骨转移患者表现为疼痛、压迫神经等。所以,最好的方法就是定期去医院复查,通过肿瘤标志物和CT影像判断靶向药物是否耐药,及时更换治疗策略,以免耽误病情。

■ 使用PD-1或PD-L1是否会产生耐药?

免疫检查点抑制剂也会产生耐药,免疫系统杀灭肿瘤是一个非常复杂的过程,可以理解为:免疫系统发现身体里长了肿瘤(识别肿瘤),接着,"跑

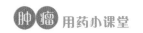

到"肿瘤身边（免疫浸润），最后，克服重重阻碍"杀死"肿瘤（克服免疫抑制性的微环境）。PD-1抗体能够推动第三步，对第二步也有一定作用，但是肿瘤细胞可以通过破坏第一步、第二步或第三步中的其他通路，来达到"逃生"的目标。

■ 靶向治疗一定比化疗的不良反应小吗?

有的患者被确诊恶性肿瘤后，因担心化疗的不良反应大，更倾向于选择使用靶向药物。靶向药物主要包括小分子口服药物和单克隆抗体药物，是针对肿瘤靶点设计的药物，比起没有选择性杀伤细胞的化疗药物来说，其引起的不良反应大多为轻度。但并不是使用靶向药物就没有不良反应，这些药物的靶点通常也不仅仅存在于肿瘤细胞，有这些靶点的组织器官都会受到药物的一定影响，有些靶向药物甚至会引起严重甚至致死性的不良反应。而随着辅助药物的发展，一些预防性药物的使用可以减少化疗的不良反应，使得化疗的耐受性大大提高。因此，要依据临床医生的建议选择化疗、靶向治疗或联合方案，不应因为现在的靶向药物大量上市就一定要使用靶向药物，而抗拒化疗。

■ 甲状腺切除患者术后要长期服用"优甲乐"，"优甲乐"是饭前服用，还是饭后服用?

优甲乐一般指左甲状腺素钠片，主要被小肠吸收，容易受胃酸影响。进食后，胃酸的分泌量会增加，这会导致人体吸收的药物减少。空腹服用左甲状腺素钠片比就餐时服用吸收率更高，能达到80%。另外，左甲状腺素钠片容易受到饮食的影响，如早餐常喝的牛奶、豆浆等，因为这些食物蛋白质含量高，在胃肠道中分化后会黏附到进入胃部的药物上，就容易降低药物浓度。因此，对于长期服用优甲乐的患者，有以下两点建议。

服药时间

建议患者空腹用药，最好是在早餐前半小时到1小时。此外，最好每天在固定的时间服药,这样有利于血液中的药物浓度水平保持平稳。

服药方式

建议患者服药时用清水送服,早餐尽量不要吃奶制品、豆制品和蛋类。若患者想吃此类食物,可在用药4小时后再吃。

■ 服用左甲状腺素钠片应该注意什么?

如前所述,为避免食物与药物的相互作用,通常建议患者在早餐前至少半小时服用左甲状腺素钠片。此外,抗凝药、降脂药、降糖药、口服避孕药等可能与左甲状腺素钠片存在相互作用,若患者同时服用上述药物,请主动告知医生。有些疾病也会影响甲状腺素治疗的安全性,若患者有高血压、心肌梗死、糖尿病、尿崩症、甲状腺功能亢进、肾上腺皮质功能不全等疾病,请主动告知医生。医生会依据患者目前的疾病状态及治疗药物调整左甲状腺素钠片的用量和给药间隔等问题。

甲状腺癌患者需要长期服用左甲状腺素钠片,除了上述注意事项外,建议定期复查甲状腺激素水平,依据甲状腺激素水平、促甲状腺激素(TSH)抑制情况及耐受情况调整左甲状腺素钠片的用量。

左甲状腺素钠片的常见不良反应包括过敏反应、心动过速、心悸、高血压,以及长期服用后会增加骨质疏松的发生风险。因此,建议密切观察患者有无上述不良反应,如有不适,应及时就诊。同时,对于需要长期服用甲状腺激素的患者,建议定期监测骨密度和血尿钙磷水平,必要时补充钙剂和维生素D。

■ 靶向治疗对于所有肺癌患者都有效吗?

靶向治疗的效果主要取决于患者的肿瘤细胞是否存在药物作用的靶点。同样是肺癌,因患者基因型不同,使用同种药物的疗效可能相差甚远。目前的靶向药物种类繁多,治疗费用高昂。因此,应该根据免疫组化的结果来选择合适的靶向药物。

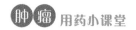

■ 患者在服用阿那曲唑一段时间后可能会出现骨质疏松,应该如何预防?

长期服用阿那曲唑的患者可以从日常生活习惯、膳食和用药等方面改善骨质疏松。

1 适量运动:推荐每日至少做半小时中等强度的运动,如步行和慢跑,应特别注意避免跌倒和身体猛烈撞击。

2 多进食含钙丰富的食物:如牛奶、鸡蛋、五谷杂粮和鱼类等。

3 绝经后女性应补充钙剂和维生素D:我国老年人平均每日可在饮食中摄取约400mg的钙,建议每日再补充500~600mg的元素钙量,同时注意多晒太阳以促进钙的吸收。

4 如果出现骨骼疼痛且不能耐受时,可适当服用一些止痛药物,如对乙酰氨基酚。

5 当骨质疏松症状严重到需要药物干预时,可选择使用双膦酸盐类药物进行治疗。

■ 乳腺癌用药会造成缺钙和骨折吗?

乳腺癌患者的诊治过程中伴有较高风险的骨健康问题,这种骨健康问题不只是骨转移,还包括骨质疏松症、骨关节炎,以及维生素D缺乏或不足等。

乳腺癌在我国高发于更年期女性,这一阶段的女性雌激素水平下降,本身易患骨质疏松症;另一方面,乳腺癌的部分治疗措施可能影响维生素D的吸收或合成,增加患者的骨丢失,加剧骨质疏松和骨关节炎,增加骨折风险,影响生活质量。因此,需要关注乳腺癌治疗引起的相关骨健康问题,对乳腺癌相关骨问题进行预防和早期干预，以提高患者的生活质量和改善预后。

内分泌治疗

▶▶ 他莫昔芬、托瑞米芬：绝经后女性在轻微的雌性激素作用下，可能会延缓骨质疏松症的发展，而绝经前女性则可能加速骨丢失。

▶▶ 非甾体芳香化酶抑制剂（阿那曲唑、来曲唑）和甾体芳香化酶抑制剂（依西美坦）：相对于他莫昔芬，这两类药物可使骨密度下降更快。相比健康绝经后女性，乳腺癌患者骨折的5年发生率约增加5%。内分泌治疗会增加骨折风险，但骨相关事件是可以预防和控制的。

卵巢功能抑制

▶▶ 药物（戈舍瑞林、亮丙瑞林等）、放疗及手术：这些治疗方式会引起雌激素水平和骨强度急剧下降，骨丢失非常严重。

▶▶ 化疗：研究提示，化疗可能对骨的新陈代谢特别是成骨作用产生直接影响。绝经前患者化疗后卵巢衰竭可能是导致骨丢失的主要机制。

■ 乳腺癌患者服用内分泌药物期间血脂升高，可以只通过饮食和运动调节血脂吗？

内分泌药物中的芳香化酶抑制剂（来曲唑、阿那曲唑、依西美坦）易引起血脂升高，血脂控制不佳会增加心血管病的发生风险，所有服用芳香化酶抑制剂的乳腺癌患者，不管是否出现血脂异常，都应该从生活方式上预防，包括调整饮食结构（多食用蔬菜、水果、高纤维主食，以及低胆固醇食物）、坚持运动、戒烟等。对于出现了血脂异常的患者，需要根据其血脂水平、年龄，是否合并高血压、糖尿病、冠心病等多种风险因素，决定是否对其进行他汀类药物治疗。他汀类药物与内分泌药物之间一般没有相互作用，并且服用这类药物可降低乳腺癌复发的风险。

■ **儿童在使用门冬酰胺酶治疗期间应注意哪些饮食问题?**

门冬酰胺酶是小儿白血病和淋巴瘤的一种重要治疗药物,该药物可以分解血清中的门冬酰胺。门冬酰胺是细胞合成蛋白质及增殖生长的必需氨基酸。因此,当门冬酰胺酶水平急剧下降时,肿瘤细胞的合成、蛋白质的合成及细胞增殖都会被抑制,从而达到抗肿瘤效果。但是需要注意,门冬酰胺酶在减少肿瘤细胞蛋白合成的同时,也会影响机体蛋白及相应酶的合成,因此,门冬酰胺酶治疗期间也会出现肝功能异常、凝血异常、血糖紊乱,以及胰腺炎等不良反应。

为避免上述不良反应,建议门冬酰胺酶治疗前至少3天,以及治疗结束后2~4周,避免食用全脂牛奶、巧克力、油炸食品等食物,应予以清淡、低糖、低脂、易消化的饮食,如去皮鸡胸肉、鱼肉等脂肪含量低的优质蛋白,以及绿叶蔬菜、萝卜、黄瓜等富含维生素及膳食纤维的食物,烹饪方式以蒸、煮为主,避免油炸、煎炸等烹饪方式。同时,遵医嘱密切检测血糖、血脂、血尿淀粉酶等变化,并且密切观察,如出现儿童腹痛等不适症状,及时就医。

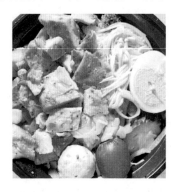
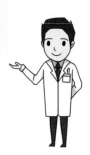

以清淡、低糖、低脂、易消化的饮食为主。

■ **患多种疾病需要服用多种药物时,如何错开服药时间?**

很多癌症患者同时合并其他疾病,需要服用多种药物,有些药物对服用时间有要求,如氯膦酸二钠、左甲状腺素钠片等需要晨起服用,降脂药在睡前服用治疗效果更好。有些药物则明确要求在空腹、饭中或饭后2小时服用。首先,患者应仔细查看药物说明书或咨询医生、药师,确认药物的服用时间要求。对于没有时间要求的药物，还需要避开可能有相互作用的药物，如一些抗肿瘤药物容易受到胃酸水平的影响，如果同时服用影响胃酸的药物，包括治疗胃食管反流、幽门螺杆菌的抑酸药物，则需要错开服药时间。药物间相互作用是相对复杂的问题，建议患者在同时服用多种药物的情况下，主动咨询药师，必要时进行药物治疗管理。

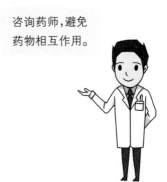

咨询药师，避免药物相互作用。

■ 国家集采药物那么便宜，会不会影响疗效或者增加不良反应？

很多人总觉得"一分钱，一分货"，但进口药物之所以贵，并不是因为药物本身成本高，而是因为药品原研企业进行药物研发时投入了大量经费，这部分成本就要加到药物的售价中，而药物一旦超出专利保护期，其他厂家就可以仿制，从原料药上看，原研进口药和国内仿制药没有差别。公立医院开具的国产集中采购药，都是国家集中采购的药物，只有经过一致性评价的药物才能进入国家集中采购范畴，国家为减少医疗支出而谈妥了较低的价格，厂家以价换量、薄利多销。患者不必因为药物价格过于低廉而有心理暗示，这样反而会增加不良反应的发生风险，降低依从性，进而影响治疗效果。一旦发生不良反应，应及时就诊。

■ 如何避免药物的不良反应？

1	遵医嘱使用药物，切勿自行改变剂量和用药方法。
2	用药前仔细阅读药物说明书，关注其中的用药指导。例如，对于某些口服药物，是否需要在漏服或者用药后出现呕吐情况时补服，应认真阅读药物说明书，按照说明书的要求采取相应的措施，切勿随意补服。

3 用药过程中出现不明白的问题或新发状况时,应及时咨询医生、药师。当合并使用其他药物时,应仔细阅读说明书,或咨询医生,避免药物间的相互作用。

■ 居家用药时出现不良反应怎么办?

1 首先,出现可疑的药物不良反应时,一定要及时向医务人员咨询或去医院就诊。在医务人员的指导下,根据不良反应的不同表现和严重程度采取相应的措施进行治疗。

2 其次,用药前应仔细阅读药物说明书,对说明书中描述的常见不良反应有所了解,及时观察到可疑不良反应,并进行干预。

3 再次,一些药物的常见不良反应可通过相应的措施来预防和缓解,用药前可咨询医务人员。例如,部分EGFR-TKI靶向药物可能会引发皮疹和瘙痒,通常症状较轻且具有自限性,出现这些症状后应避免抓挠皮肤,可采取涂抹润肤乳、避免日晒等措施来预防或缓解症状。如症状加重,则应及时就诊。

4 最后,不能因为药物不良反应的危害而讳医忌药,贻误病情。当出现不良反应时,应及时就诊,说明自己的服药情况,并听从医务人员的指导。

■ 用药后出现不良反应时,应该忍耐还是停药?

俗话说"是药三分毒",用药期间大部分人都可能会出现不良反应,有的人耐受性比较强,觉得忍忍就能过去,有的人则担心不良反应会影响身体功能,从而降低用药依从性,甚至自行停药或降低剂量。这两种做法都比较极端,对于不良反应的处理其实有多种方法,包括从生活习惯、饮食和运动上调整。还可以使用其他药物处置、换用药物、调整用法用量等，但是，采取这类处置方法则需要医生或药师对疑似不良反应症状进行鉴别和等级评估。所以，如果用药期间出现疑似不良反应，应及时与医生或药师联系，以获得专业的指导，切勿自行处置。

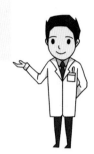

如出现不良反应，忍耐和自行停药都是不正确的！

■ 服用伊马替尼后，水肿了怎么办?

水肿、水钠潴留是服用伊马替尼的常见不良反应，可表现为眼眶周围水肿，周围性或双侧下肢水肿，严重时可能导致胸腔积液、腹水和肺水肿。

通常，伊马替尼引起的水肿程度轻微，可不做任何处理；而出现严重水肿时则应考虑使用利尿剂对症处理，或减量甚至停药。此外，用药期间应定期监测体重，如有意外的快速体重增加，应调查原因并采取适当的治疗。因此，如用药后出现水肿情况，应及时就诊，由医务人员判断病情的严重程度，并给予相应的指导。

■ 服用靶向药物时，血压该如何管理?

高血压是抗血管生成靶向药物治疗期间常见的不良反应之一，可表现为头痛、头晕、恶心、呕吐、耳鸣、乏力、心悸等。不同的靶向药物发生高血压的时间和程度不同，早期干预尤为重要，可有效避免发生高血压危象，以及心脏、大脑、肾脏等靶器官功能损害等严重并发症。

在使用可能引起高血压的靶向药物治疗期间，应每日清晨及睡前测量并记录血压情况，如血压持续高于目标值或出现相关症状时，应及时就诊，并提供记录的血压数据及服药情况。对于治疗前已有高血压的患者，在接受靶向药物治疗前，应将血压控制在正常范围内，治疗中应更加严密地监测血压。此外，在生活方式上，应合理安排膳食、限制饮酒、减少钠的摄入；合理安排运动，控制体重；养成良好的睡眠习惯，避免由睡眠不佳引起血压升高。

■ 服用伊马替尼后,腹泻了怎么办?

腹泻是抗肿瘤治疗过程中常见的不良反应之一,主要表现为排便次数明显增多和大便性状改变,有时会伴随其他不适症状。严重腹泻导致脱水时,可出现口渴、皮肤黏膜弹性降低,少数患者还可能出现烦躁、嗜睡等精神状态的改变。

出现腹泻应及时联系医生,尽早评估并采取相应的治疗措施。腹泻时应避免过多地食用高纤维素食物,如全麦面包或粗粮,以及过热或过冷的刺激性饮品。同时,还应注意补液,以防脱水。此外,腹泻时应注意保持肛周清洁,注意检查肛周皮肤是否存在红肿、破溃等情况。

■ 肺癌患者在口服靶向药物治疗中应关注哪些用药常识?

随着抗肿瘤药物的快速发展,肺癌的药物治疗方案从传统的细胞毒性药物治疗发展为靶向治疗、免疫治疗等多种治疗方式。与化疗、免疫治疗相比,大多数靶向治疗药物为口服制剂,具有应用方便、依从性好、暴露时间长等优势,但是需要长期服用,患者多在院外自行服药,在联合其他药物使用时具有潜在的药物间相互作用的风险。如现在较为常用的分子靶向药物厄洛替尼,其溶解度受到胃酸的影响,研究表明,厄洛替尼与奥美拉唑合用时,药时曲线下面积(AUC)和药物的峰值浓度(C_{max})分别降低46%和61%,影响厄洛替尼的治疗效果。厄洛替尼的药物说明书中明确指出,在可能的情况下,应当避免厄洛替尼与抑制胃酸产生的药物合用。

此外,这类药物代谢受到肝药酶的影响,因此,与克拉霉素、伊曲康唑等合用或同时饮用葡萄柚汁时,应考虑减量。

厄洛替尼基于良好的治疗效果及耐受性,已成为治疗肺癌的常用药物,但是尚缺乏较大规模的药物间相互作用的研究和数据,在临床应用中注意尽量避免联用可能发生相互作用的药物。如不能避免,需要谨慎调整药物治疗方案,并应密切观察,提前对患者进行用药说明,提示患者用药过程中出现任何不适都应及时与医生沟通。

■ 服用的药物太多,该如何避免用错?

老年人常患有多种慢性病,多重用药有时不可避免,这一方面增加了药物间相互作用的机会,另一方面也可能增加了用错药的风险。如何避免这种情况呢? 可参考以下几种方法。

1 坚持用药"少而精"。可通过咨询医生和药师,在保证疗效的前提下,尽量减少用药数量,并优先选择相互作用少的药物。

2 制作一张用药清单,每次服药前对照清单核对自己的用药。

3 设置用药提醒,避免漏服、误服药物。家属应定时检查患者的用药情况,做到按时、按医嘱剂量用药。

4 用药期间一旦出现药物治疗相关不良事件,应及时就诊,并将自己的用药情况告知医务人员,有条件者可设立个人用药记录档案。

5 切不可自行加减药物或用药剂量,不要轻信民间偏方、保健品宣传广告等,以避免药物间相互作用。

■ 就诊时,怎样和医生说清楚用药情况?

如何在就诊时让医生快速、清楚地了解自己的用药情况呢? 不妨试试以下方法。

1 就诊之前,列好用药清单。清单中应列出长期规律服用的药物及临时服用的药物,内容包括药物名称、服用时间、使用方法和剂量。

2 就诊时,如果医生开具了新的药物,应向医生或药师咨询新药与自己正在服用的其他药物之间有无不良相互作用,以及使用时的注意事项。

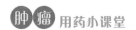

3 如果在服用某种药物后出现了不适症状,应及时就诊,由医务人员判断是否与药物有关,并进行及时治疗和用药调整。

■ 为避免药物相互作用,患者在药物治疗前应告知医生哪些信息?

过敏史

如果既往发生过敏反应,请详细告知医生可能导致过敏的药物、食物,以及相关过敏症状等。

近期正在服用的所有药物

特别是在多个科室就诊或同时服用多种药物的患者,应详细告知医生正在服用的药物(包括处方药、非处方药、中草药)和保健品等。

饮食习惯

随着食物品种的增加和饮食结构的多样化,食物愈加成为不可忽视的影响因素,特别是口服药物进入机体后,可能首先在消化道与食物发生各种反应,从而导致药物治疗结局的改变。例如,如果患者平时爱喝葡萄柚汁,可能会促进厄洛替尼的吸收,因此要尽量全面地告知医生相关内容,为医生在药物的选择上提供更多的信息。

■ 化疗过程中出现过敏反应,应该怎么办?

许多化疗药物可能引起过敏反应,有些发作急促,在用药后数分钟内即可出现,也有些可能在用药后数小时甚至数天内发作。过敏反应可有多种表现,如皮疹、瘙痒、腹泻、喉头水肿等,严重者可发生休克,甚至危及生命。因此,在化疗过程中,要注意识别过敏反应,及时发现,及时治疗。

不同的化疗药物,其引起的过敏反应具有不同的特点。例如,铂类药物,如奥沙利铂、卡铂等,常常在多周期用药后出现过敏反应,因此,多周期使用过该类药物的患者应特别注意,一旦输注过程中出现不适,应立即呼叫医护人员。紫杉醇类药物,如紫杉醇、紫杉醇脂质体等,由于制剂工艺的问题,易发生过敏反应,因此,在每次用药前都需要使用抗过敏药物,如苯海拉明、西咪替丁、地塞米松等。此外,还有许多抗肿瘤药物可引起皮疹、瘙痒等皮肤症状,发现后应及时告知医护人员,根据其严重程度采取相应的治疗措施。

■ 基于药物间相互作用,如何为肿瘤患者制订联合用药方案?

制订药物联合治疗方案时,需要评估药物间相互作用是否具有临床意义,一般基于以下3个方面来判断:

▶▶ 是否必须联合用药,如果可以通过单一药物达到治疗效果,则尽量避免联合用药。

▶▶ 如果必须联用,需要了解药物间是否存在相互作用。

▶▶ 如果存在相互作用,治疗方案应做出相应的调整,包括剂量、使用间隔、密切监控等,以减少不良反应,需要医生和药师根据患者的具体情况做出专业的判断。

因此,在抗肿瘤过程中,需要特别关注肿瘤患者的联合用药,特别是肿瘤治疗以外的用药情况。对于服用华法林、利福平、抗癫痫药、抗抑郁药、降压药、降脂药的患者,需要特别注意药物间的相互作用,药师应对患者进行合理用药宣教,使治疗达到最优效果。

■ 抗肿瘤药物为什么会失效?

抗肿瘤药物服用一段时间会失效的原因是产生了所谓的肿瘤耐药性。癌症患者的肿瘤对特定药物产生耐药性的原因或许可以从两方面来解释:宿主因素和癌细胞的特定遗传或表观遗传改变。

宿主因素

1 药物的吸收不良或快速代谢或排泄,从而导致血液中药物含量降低。

2 机体对药物效果的耐受性差:尤其是老年患者,导致需要将剂量减少到最佳水平以下。

3 药物无法被运送到肿瘤部位:大多数发生于体积较大的肿瘤或高分子量和低组织渗透的药物,如单克隆抗体和免疫毒素。

4 宿主-肿瘤环境中的各种变化也可影响肿瘤的药物反应,包括非肿瘤细胞对药物的局部代谢,可能影响药物在肿瘤内的转运时间、肿瘤供血的一些特征异常,以及肿瘤细胞相互作用及其与宿主间质细胞相互作用的方式。

因此,每一种癌症都表现出不同的耐药基因,而肿瘤内的细胞,即使是经自身克隆而来,在耐药方面也表现出巨大的异质性。

癌细胞的特定遗传或表观遗传改变

即使肿瘤本身对某种特定的抗癌治疗没有耐药性,但在强效抗肿瘤药物施加的强大选择面前,这种特定遗传和表观遗传的异质性也将导致耐药性变异的过度生长,以及许多肿瘤对药物的快速获得性耐药。

在过去将近半个世纪的时间里,科学家揭示了各种各样的肿瘤细胞耐药性机制,也针对这些机制给出了不同的治疗措施,例如,联合使用具有不同细胞进入机制和不同细胞靶点的多种药物可以进行有效的化疗并实现高治愈率。然而,癌细胞"聪明"到可以使自己产生多药耐药性,可以同时对许多结构和功能上不相关的不同药物产生耐药性。导致这种现象最常见的一种机制被认为是一种依赖于由ATP结合盒(ABC)转运体介导的肿瘤细胞药物外流机制。

肿瘤耐药性的机制远比我们已知的更复杂、更难以置信,有待科学家不断地深入研究来发现和解决。

■ 为什么同样的肿瘤,患者的用药却不一样?

恶性肿瘤细胞产生的主要原因是基因突变,基因突变具有随机性,所以不同的人即使患了同一种肿瘤,可能因为基因突变的位点不同,肿瘤细胞又在不断增殖和分化过程中发生变化,就会表现出不同的生物学行为,例如,有的患者肿瘤恶性程度高,故其治疗困难、生存期短,而有的患者恶性程度比较低,肿瘤细胞不容易转移,临床上称这种现象为"肿瘤异质性"。传统化疗使用的是最广谱的抗肿瘤药物,对肿瘤普遍有杀伤作用,然而,存在异质性的肿瘤细胞有的对化疗敏感,有的则不敏感。针对不同的基因突变,科学家开发了相应的靶向药物,可以精准地作用于某一类基因突变的患者,但其中还有一些患者在治疗一段时间后出现新的耐药突变,原来有效的药物变得不再有效,需要换用其他药物。这就是为什么即使患同一种疾病,医生需要根据基因检测、肿瘤影像学、病理免疫组化等指标去选择不同药物的原因。

■ "升白针"应该怎样保存和使用?

"升白针",即重组人粒细胞集落刺激因子,其作用是"催化"而不是生产"白细胞"。其最主要的作用是通过促进骨髓里未成熟的中性粒细胞尽快成熟、分化、增殖,及时恢复白细胞数量,以利于后续治疗的进行,同时避免人体因白细胞过低而继发感染性风险(粒细胞缺乏时间越长,感染风险越高,持续一周时,感染风险>90%)。

升白针的分类

临床上应用的升白针,其主要作用于处于分裂G0期的造血干细胞,促进造血干细胞向成熟粒细胞的方向分化。按作用时间,常用的G-CSF(粒细胞集落刺激因子)分为长效升白针和短效升白针。

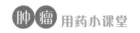

▶▶ **长效升白针**

长效升白针即聚乙二醇重组人粒细胞集落刺激因子(PEG-rhG-CSF),非医保用药,常用于预防性升高白细胞数量。维持效力长达两周,仅需注射1次。

▶▶ **短效升白针**

短效升白针也叫"解救升白针",即重组人粒细胞集落刺激因子(rhG-CSF)。相比长效升白针,该类制剂价格较低,临床应用较久;但疗效维持时间短,需要每天注射,并且需要连用2~3针,2~3天抽血一次监测变化,如果检测指标未达标,则继续注射升白针,直至指标达到正常值或接近正常值。

升白针的使用

▶▶ **预防性使用**

为了预防或减轻化疗后粒细胞下降的程度,从而减少发热(粒细胞减少合并发热:口腔温度≥38.3℃或≥38℃持续超过1小时)、严重感染和死亡的发生风险。研究证实,预防性使用G-CSF可降低感染的发生率和中性粒细胞减少症的发生。另外一项研究表明,化疗结束后24~48小时处理的

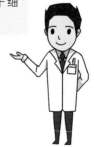

化疗后24~72小时促进造血干细胞成熟分化。

患者,中性粒细胞减少的天数最短。化疗后72小时之内用药者,中性粒细胞减少的天数最少。实际上,应根据所用化疗药物及身体情况而定,尽量减少细胞毒性化疗药物对骨髓造血细胞的损害,避免化疗耐受性的下降。不建议化疗前预防性使用升白针。由于使用升白针后被释放或新生的幼稚白细胞仍未成熟,对细胞毒化疗药物更为敏感,容易导致更严重的骨髓抑制且不易恢复。

用药时间:推荐在化疗结束后24~72小时。

用药选择:①短效rhG-CSF,5μg/kg每日1次,皮下注射;②长效PEG-rhG-CSF,成人每次6mg,注射后与化疗间隔至少12天。

▶▶ **治疗性使用**

针对已经出现白细胞降低的患者所进行的治疗。

1 已预防性使用短效升白针的患者,继续使用,直到恢复或接近正常值。

2 已预防性使用长效升白针的患者,一般不建议额外补充短效升白针。

3 未预防性使用升白针但伴有感染风险的患者,可以考虑使用。但对于没有潜在感染风险的患者,使用的推荐证据不足。

■ 什么情况下需要注射"升白针"?

1 年老体弱的患者,以及合并慢性疾病、糖尿病等基础疾病的患者:这类人群免疫力较差,一旦白细胞数量减少,更容易感染。

2 采用高强度化疗方案的患者:高强度化疗是指预计化疗导致的骨髓抑制持续时间较长(7天及以上)、程度较重,此时就需要注射"升白针"来减轻骨髓抑制的程度,降低感染风险。

3 有多次化疗经历的患者:他们的骨髓代偿能力较差,再次化疗后可以考虑预防性注射"升白针"。此外,注射"升白针"与化疗的时间间隔一般要超过24小时。这样是为了避免新生成的白细胞被化疗药物杀伤,失去"升白"的作用。

■ "升白针"常见的不良反应有哪些?

骨痛

骨痛是注射"升白针"最常见的不良反应,也是患者普遍感觉难以忍受的症状。一般表现为腰骶部的酸痛感,但疼痛程度因人而异,疼痛严重的时候可以在医生的指导下使用止痛药，一般停药后可自行缓解。

高热、皮疹

患者还有可能出现中性粒细胞性皮炎，也称"sweet综合征"，主要表现为高热、皮疹等症状，可以使用皮质激素来治疗。

增加白血病的发病风险

很多患者都会有这样的疑问："升白针"可以刺激骨髓中造血细胞增殖，是否会增加罹患白血病的风险？但实际上这种风险很低，总体上，注射"升白针"产生的获益大于风险。

■ 药物应该饭前服用还是饭后服用？

确定药物的最佳服用时间需要考虑很多因素，包括人体的生理节律、食物对药物吸收的影响、药物对胃的刺激性，以及药物剂型等，都会影响服药时间。

各种小分子靶向抗肿瘤药物的服药时间也有所不同。例如，伊马替尼推荐在进餐时服用，并饮用一大杯水以降低胃肠道紊乱的风险；阿帕替尼推荐在餐后半小时以温开水送服；瑞戈非尼则推荐在低脂早餐后随水整片吞服。

因此，药物是饭前还是饭后服用，不能一概而论，而应该在用药前仔细阅读药物说明书，按照药物说明书中的推荐方法服用。

■ 在医院购买的药物需要在特殊环境中存放吗？

一般在药物说明书中都有对于贮藏环境的要求，药物的贮藏条件明确规定为阴凉处、凉暗处、冷处、常温4种。

1	阴凉处温度要求不高于20℃。
2	凉暗处指的是避光且温度不高于20℃。

3 冷处指的是环境温度控制在2~10℃。

4 常温指的是10~30℃。

除另有规定外,一般如未规定具体的贮藏温度,则为常温贮存。

■ 治疗肿瘤骨转移的药物包括哪些?

肿瘤骨转移的治疗方案取决于以下多个方面:①骨转移是局部的还是广泛的;②是否存在骨骼外转移的证据;③癌症的种类;④既往治疗史和疾病反应;⑤患者的体征和一般健康状况。

骨转移的治疗手段主要包括药物治疗、局部放疗和手术等。在药物治疗中,双膦酸盐占据最重要的地位。双膦酸盐能特异性地与骨质中的羟基磷灰石相结合,抑制破骨细胞活性,从而抑制骨质吸收。近年来有研究表明,双膦酸盐类药物可能具有促进肿瘤细胞凋亡的作用。

双膦酸盐类药物从第一代的氯膦酸二钠、依替膦酸钠、替鲁膦酸钠,到第二代帕米膦酸二钠、阿仑膦酸钠,目前已发展至第三代,代表药物是唑来膦酸、利塞膦酸钠。第三代双膦酸盐类药物理活性强,抗骨吸收作用更强大。但是由于双膦酸盐类药物之间的剂量强度、剂量密度、给药途径,以及疗程的差异,在剂量强度上的差别往往被弱化。不同的双膦酸盐类药物在恶性肿瘤相关骨骼疾病中均有重要的治疗价值。

■ 为什么化疗前要吃大量的"白色药片"?

根据医生和药师制订的化疗方案,很多患者会在化疗前服用大量的"白色药片",这种"白色药片"就是地塞米松。地塞米松是一种临床上广泛应用的人工合成长效糖皮质类激素,是泼尼松龙的氟化衍生物。其通过与糖皮质激素受体结合发挥多种作用,包括抗炎、抗过敏、抗休克和免疫抑制反应等。临床上常用的是口服醋酸地塞米松片和地塞米松磷酸钠注射液。

地塞米松在肿瘤治疗中应用广泛,其本身并非直接杀伤肿瘤细胞,但其对一些肿瘤具有明显的抑制作用,还可大大提高化疗药物的抗肿瘤效果及减少不良反应。化疗引起的恶心和呕吐是目前肿瘤治疗中最严重和常见的不良反应。在化疗前或术前给予适量地塞米松可有效减少恶心和呕吐的发生率。

在肿瘤治疗中,地塞米松与化疗药物联用除了可以减少不良反应(用作保护剂)外,还可增加化疗药物的治疗效果(用作增敏剂)。例如,在卡铂联合吉西他滨的方案中,使用地塞米松预处理后,表现出良好的化疗增敏的特点,使患者体内的卡铂浓度增加,同时,肿瘤细胞中吉西他滨的摄取率也有所增加。

地塞米松本身对一些肿瘤有抑制作用。其可有效抑制淋巴细胞,因此常用于淋巴系统肿瘤和白血病的治疗方案中。在临床淋巴瘤治疗中,地塞米松常与利妥昔单抗、异环磷酰胺、阿糖胞苷、依托泊苷、甲氨蝶呤、阿霉素、吉西他滨或卡铂等抗肿瘤药联用,作为复发性或难治性淋巴瘤的挽救疗法,可以显著提高患者的生存率。

■ 紫杉醇类药物的适应证有何差别?

紫杉醇

适用于进展期卵巢癌的一线和后续治疗,淋巴结阳性的乳腺癌在含阿霉素标准方案联合化疗后的辅助治疗,转移性乳腺癌联合化疗失败或辅助化疗6个月内复发的乳腺癌、非小细胞肺癌的一线治疗,以及AIDS相关性卡西波肉瘤的二线治疗。

多西紫杉醇

适用于先期化疗失败的晚期或转移性乳腺癌的治疗,以及化疗失败(以顺铂为主)的晚期或转移性非小细胞肺癌的治疗;其对胃癌、前列腺癌等也有一定的疗效。

紫杉醇脂质体

可用于卵巢癌的一线化疗及以后卵巢转移性癌的治疗,作为一线化疗方案,也可以与顺铂联合应用;也可用于曾使用含阿霉素标准化疗的乳腺癌患者的后续治疗或复发患者的治疗;也可与顺铂联合用于不能手术或放疗的非小细胞肺癌患者的一线化疗。

白蛋白结合型紫杉醇

适用于治疗联合化疗失败的转移性乳腺癌或辅助化疗后6个月内复发的乳腺癌。除非有临床禁忌证,既往化疗中应包括一种蒽环类抗癌药。

■ 如何预防服用卡培他滨引起的手足综合征?

近50%的患者服用卡培他滨后会出现手足综合征,表现为:1级,迟钝或异常、麻刺感、无痛感或疼痛感、皮肤肿痛或红斑;2级,疼痛性红斑和肿胀;3级,湿性脱屑、溃疡、水疱或严重疼痛。持续或严重的手足综合征可能最终导致指纹消失。

一般症状较轻、暂时性的不良反应,无须调整剂量,化疗结束后会自行缓解。若出现2级或3级不良反应,应暂停用药,直至恢复正常或严重程度降至1级。出现3级手足综合征后,再次使用卡培他滨时应减少剂量。具体处理方法,请在医生或药师的指导下进行。

患者在服药期间要减少皮肤摩擦,衣物鞋袜宜宽松,避免接触粗糙物品,如绳索;避免日光直射或体温过低;避免接触冷水、化学洗涤剂等。可涂抹护肤霜,保持皮肤湿润。如果出现手足综合征,患者可对症状部位进行冷敷;服用50~150mg的维生素 B_6;全身应用皮质类固醇,如地塞米松;也可在医生的指导下服用右泛醇进行防治。

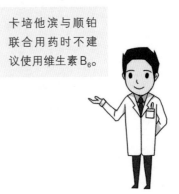

卡培他滨与顺铂联合用药时不建议使用维生素 B_6。

■ 肿瘤患者为何更容易便秘?

肿瘤患者经常会出现便秘的症状,引发便秘的原因有很多,包括:

某些类型的肿瘤

例如,胃肠道肿瘤、腹盆腔肿瘤都有可能引起肠道阻塞,从而引发便秘。

肿瘤患者的自身状况

肿瘤患者往往食欲差、饮水少,纤维素类食物摄入较少且肠道干燥,容易发生便秘。同时,肿瘤患者身体虚弱,运动量少,肠道蠕动功能差,影响消化。此外,肿瘤患者长期的焦虑、紧张情绪也可能会导致胃肠道功能紊乱。

某些治疗肿瘤的药物

例如,长春新碱、长春瑞滨、沙利度胺等,这些药物常见的不良反应包括便秘。此外,放化疗引发的恶心、呕吐症状也是造成便秘发生的因素。5-HT$_3$受体拮抗剂类止吐药的使用会使结肠运动减慢,导致便秘。

阿片类止痛药

一些肿瘤患者在治疗中需要使用止痛药物,如吗啡、羟考酮来缓解疼痛症状。而阿片类止痛药除了作用于中枢神经系统,还会作用于胃肠道系统,减少肠道的蠕动,从而导致便秘。

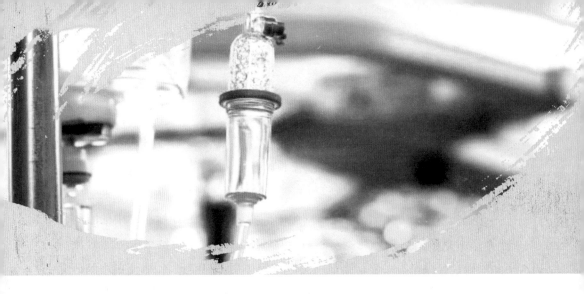

第三章 肿瘤患者的营养与饮食指导

■ 食疗效果会优于药物治疗吗?

当今对肿瘤的预防和治疗尚无特殊手段,手术、化疗、放疗、免疫营养治疗等均是肿瘤综合治疗的重要内容。事实上,许多食物都有一定的辅助抗癌作用,但遗憾的是,目前还没有可靠的医学研究证据证实特定食物、维生素、矿物质、食品添加剂、草药或复方产品能延缓肿瘤进展、治愈肿瘤或预防复发。实际上,其中有些维生素或补剂会影响肿瘤治疗的效果。食物的主要作用是提供机体生存所需的各种营养素,以提高机体的免疫力,改善体质,故食疗不等于抗癌治疗。所以,如果得到一些"食疗偏方"的信息,不妨及时向医生咨询了解其是否具有抗肿瘤作用,至少不能影响肿瘤治疗。

■ 不吃饭能"饿死"肿瘤细胞吗?

不能。有些患者天真地认为如果自己不吃饭,肿瘤细胞就没有营养供给,就可以"饿死"肿瘤。按照这个观点,先"饿死"的不是肿瘤细胞,而是患者自己,最终死亡原因也不是因为肿瘤本身,而是因为严重营养不良。正常组织细胞和肿瘤细胞都需要营养,人体饥饿时,正常细胞没有营养来源,肿瘤细胞逐渐消耗机体储备的营养,导致体重下降、营养不良,甚至恶病质。肿瘤患者容易出现营养问题,据报道,有40%~80%的肿瘤患者有营养不良的症状,有20%的患者直接死于营养不良。

这里要提到的是被称作饥饿疗法的"生酮饮食"。生酮饮食是一种高脂肪、低碳水化合物、蛋白质和其他营养素适中的配方饮食。肿瘤细胞的增殖主要依靠葡萄糖酵解来快速提供能量,即Warburg效应。生酮饮食通过限制碳水化合物的摄入来限制肿瘤细胞的能量来源,依靠在线粒体中的脂肪酸氧化为健康细胞提供能量。这种疗法在治疗儿童难治性癫痫方面效果显著,但目前尚没有足够证据显示可以广泛应用于肿瘤患者,需要更多的研究来证实。同时,由于该疗法属于高脂饮食,对血脂水平升高有一定影响。即使采用规范化的抗肿瘤治疗联合生酮疗法,也建议在治疗起效以后,过渡到常规膳食模式,不能长期采用生酮疗法。

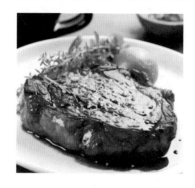

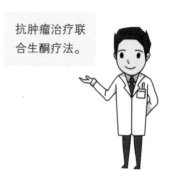

抗肿瘤治疗联合生酮疗法。

■ 喝汤能补充营养吗?

不能。广大的肿瘤患者及其家属都认为炖汤的营养价值很高,所有的营养精华都在汤里,常常出现患者喝汤而家属吃肉的情况。事实上,食物的营养成分只有小部分会进入汤里,并且还会受到含盐量和熬汤时间的影响。经科学试验可知,炖汤里的成分主要是较多的脂肪、嘌呤、维生素和无机盐,汤的营养只有原料的5%~10%,而患者需要的大部分营养物质(特别是蛋白质)都是在肉里的。如果患者经常喝这种高嘌呤的"老火靓汤",会对健康造成严重影响,如对痛风患者,可能会诱发或加重其病情。值得注意和警惕的是,特别是对肿瘤患者,若只想通过喝汤来补充营养,而不吃汤里的精华——肉,很可能会导致蛋白质和能量缺乏,进而引发或加重营养不良。可见,汤不是优质的营养来源。

当然,对于因疾病限制而只能进流质饮食的患者,根据具体情况是可以适量喝汤的,但不宜长期食用。一旦患者能量和蛋白质摄入不足,建议咨询专业营养师,在营养师的指导建议下采用特殊医学用途配方食品,其营养密度高,营养素齐全、均衡,可作为肿瘤患者长期补充营养的选择。

■ 肿瘤患者能吃糖吗?

糖属于碳水化合物,分为单糖、双糖和多糖。葡萄糖和果糖是最常见的单糖,蔗糖、麦芽糖和乳糖是常见的双糖,我们每天吃的粮谷类、薯类、杂豆类含有大量的多糖——复杂碳水化合物。复杂碳水化合物在人体内会转化成葡萄糖,为我们提供能量。我们身体的所有细胞,不管是不是癌细胞,都需要糖来提供能量。碳水化合物是人体所需的七大营养素之一,复合碳水化合物是人体最佳的能量来源。

然而,研究发现,癌细胞最喜欢的"食物"就是糖,其可以通过一种被称作"有氧糖酵解"的方式,快速利用葡萄糖为自己供应能量,从而满足自身快速生长的需求。那么,对于肿瘤患者来说吃糖是好是坏呢?

研究显示,复杂碳水化合物的摄入并没有被证明可直接增加癌症的风险或加速其进展。我们每天吃的大米、马铃薯、杂豆类等食物中虽然含有大量的多糖,但是属于复合糖,吸收比较慢,血糖就不会升高得那么快,胰岛素分泌也比较少,癌细胞也不会快速吸收。最重要的是,粮食中的糖还含有蛋白质、维生素等营养物质,是维持人体健康所必需的。因此,我们不建议通过不吃主食的方式来"饿死"癌细胞,癌细胞是"饿不死"的,即使你不吃饭,癌细胞也会掠夺周围正常细胞的养分来"保命"。

水果中的糖大部分是果糖,果糖的吸收不需要胰岛素的参与,对血糖和胰岛素的影响很小。最重要的是,水果中富含纤维、维生素C和抗氧化剂等物质,有助于预防癌症。但水果中也含有葡萄糖、蔗糖等,所以也需要适量摄入,每天250g左右即可。此外,水果中的营养物质会在加工过程中大量流失,所以直接建议吃水果,而不要榨成果汁,英国饮食协会建议每天所饮用的果汁不要超过150mL。

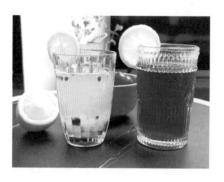

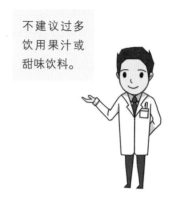

不建议过多饮用果汁或甜味饮料。

　　然而,如果某些精制糖(包括原糖、白砂糖、红糖、高果糖玉米糖浆和糖蜜)被大量添加到食物和饮料中(包括苏打水、运动饮料、水果味饮料),就会给这些食品增加大量的糖,直接促进体重增加并导致肥胖,间接增加某些与肥胖相关肿瘤(如乳腺癌、结直肠癌等)的风险。这种单糖被人体摄入后很快会进入血液,使血糖升高,癌细胞会很快将其摄取、吸收,所以,目前专家建议肿瘤患者应限精制糖的摄入,如尽量少吃砂糖、红糖和果葡糖浆等。美国癌症研究所(2009)关于食物中添加糖的建议是,女性每天摄入不超过25g,男性每天摄入不超过28g。

■ 水果中含有果糖,肿瘤患者能吃吗?

　　《恶性肿瘤患者膳食指导》中推荐肿瘤患者每天食用200~300g的水果。虽然有研究显示果糖可以代替葡萄糖成为肿瘤细胞的"新能源",并且这种利用率较正常组织中有所增强,但其实肿瘤细胞的增殖不仅会消耗碳水化合物,还会消耗大量其他的营养物质,比如氨基酸、脂肪、微量营养素等,如果不能保证机体的总能量摄入及各种营养素的正常摄入,则会得不偿失。水果中果糖含量相对较低,为10%~20%,而且水果中含有大量的维生素、膳食纤维和其他营养素,是不可替代的食物,有

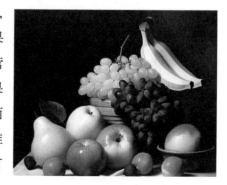

研究显示,长期水果摄入量不足是肿瘤发生的风险因素之一。但需要注意的是,果汁和软饮料中的果糖含量非常高,而且其他营养素含量较低,肿瘤患者应慎重食用。

■ 营养补充剂能防癌吗?

营养补充剂是完善日常膳食的一种辅助手段,用以补充人体所需的氨基酸、维生素、矿物质等,只是发挥辅助作用,不可替代药物。《中国居民膳食指南》建议每人每天平均摄入12种以上、每周摄入25种以上食物,而且各种食物需要均衡配比才能满足人体对能量和各种营养素的需求,也就是说,平时只要做到膳食均衡,就不需要服用营养补充剂。但对于特殊人群,比如处于生长关键阶段的婴幼儿和青少年、孕妇,以及身体中营养物质流失加速、吸收能力减弱的老年人,或者因为人体缺乏营养素而出现一些警告信号或症状时,需要根据实际情况给予适量的营养补充剂,建议咨询专业营养师或医生,经过膳食、营养指标和体征等评估,进而合理地进行膳食调整或营养素补充。要想拥有健康的身体,预防慢性疾病和癌症的发生,均衡的膳食、充足的锻炼、愉悦的心情都不可或缺,在此基础上根据自身情况适当进行营养补充才是正确的方式。盲目服用营养补充剂并不会达到预防癌症的目的,甚至有可能适得其反。

■ 肿瘤患者体重下降正常吗?

对于肿瘤患者来说,由于摄入减少、能量消耗增加、脂肪和骨骼肌大量消耗,很容易造成体重下降。在不同的肿瘤患者中,白血病、乳腺癌、淋巴瘤患者的体重下降发生率较低,胃癌和胰腺癌患者体重下降的发生率最高。即使是同一种肿瘤,由于不同亚型和不同进展程度,患者发生体重下降的程度也不同,体重下降的程度随疾病的进展而逐渐加重,最终可能发展为医学上称为恶病质的一种极度消瘦的情况。体重下降、营养不良的患者,机体对化疗药物的吸收、代谢和排泄产生障碍,导致化疗药物毒性增加,机体耐受能力下降,引发多种不良反应,抗肿瘤效果受到影响。如出现恶病质的患者,总体生存时间较短。体重下降是肿瘤患者较为常见的一种表现,一旦发生,需要及时干预,予以纠正。肿瘤患者需要通过各种方法保持标准体重,包括均衡的膳食、适度的运动、适时的营养补充,以及合理的用药等。因此,应尽早对肿瘤患者开展营养风险筛查和评估,对于存在营养风险或已经有营养不良的患者,应根据营养不良的"五阶梯治疗"原则,尽早予以营养支持与干预。

■ 什么是谷氨酰胺,它对治疗肿瘤有帮助吗?

谷氨酰胺是人体内含量最丰富的一种氨基酸,能够为人体内增殖比较快的细胞提供营养,肿瘤治疗过程中患者可能会出现进食减少和胃肠道黏膜损伤的情况,此时可以在医生的指导下服用谷氨酰胺,以保护胃肠道黏膜。

■ 生吃蔬菜营养好,是否蔬菜都要生吃?

新鲜蔬菜是均衡膳食的重要组成部分,蔬菜富含多种维生素及矿物质,如胡萝卜素、维生素 B_2、维生素 C、叶酸、钙、磷、钾、铁,以及膳食纤维等,是多种抗氧化营养素及植物化学物的最佳食物来源。《中国居民膳食指南》推荐,健康成年人每天的蔬菜摄入量应达到 300~500g,深色蔬菜最好占到一半。蔬菜的烹调方式没有绝对的好与坏,生吃、熟吃各有利弊。生吃的蔬菜中维生素 C 及叶酸等维生素含量较高,维生素 C、维生素 B 族损失少。而制熟的蔬菜口感更加细腻,咀嚼功能及胃肠不好的人更容易接受。对于一些富含脂溶性植物化学物的蔬菜来说,制熟后脂溶性营养素释放得更多,吸收利用率更高,且烹调可大大减小蔬菜的体积,使人在无形中增加了蔬菜的摄入,更容易满足人体每天 300~500g 的蔬菜摄入量。而虽然维生素 C 易被破坏,但蔬菜中比较稳定的其他营养素(如钙、铁等)和膳食纤维不会因加热而损失,胡萝卜素、维生素 B_2 等的损失率也较低。

此外,蔬菜在加热烹调时,高温能够有效杀死蔬菜中的细菌,水煮菜也能去掉一部分农药残留物。所以说,蔬菜"生熟搭配"最好。"生吃还是熟吃"一方面取决于蔬菜的品种,如生菜、黄瓜适合生吃,南瓜、西蓝花适合熟吃,西红柿、胡萝卜生熟均可;另一方面也要考虑患者的咀嚼及消化吸收功能。

另外,蔬菜应避免长时间炖煮,以减少维生素流失;生吃时应注意清洗干净,以免造成消化道感染;对于白细胞数量低或免疫力差的患者,建议煮熟再吃。

■ 肿瘤患者使用植物油烹调,是否会产生有害的反式脂肪酸?

反式脂肪酸(TFA)是一类不饱和脂肪酸,其来源较为广泛,主要存在于植物奶油、起酥油、氢化植物油等加工油脂,以及以这些油脂为原料制造的食品中,此外,小部分还存在于自然条件下反刍动物的肉类和脂肪中。其与肥胖、糖尿病、心血管疾病、乳腺癌、前列腺癌等疾病密切相关。大量食用含有反式脂肪酸的食物会阻碍必需脂肪酸在人体内的正常代谢,并影响脂溶性维生素的吸收和利用,使细胞膜的结构变得脆弱,加速动脉硬化等多种危害。

《中国居民膳食指南》(2007年版)建议大众要尽可能少吃富含氢化植物油的食品。食用植物油中的反式脂肪酸含量普遍比较低,80%以上的植物油脂中反式脂肪酸含量低于2%。研究发现,4种经常食用的成品植物油中,反式脂肪酸的含量排序为菜籽油>大豆油>玉米油>山茶籽油,调和油的反式脂肪酸含量相对最高,橄榄油的含量相对较低。此外,植物油在加热的过程中,反式脂肪酸的含量随着温度的升高呈现出整体上升的趋势,其中高温烹炸时,菜籽油的总反式脂肪酸含量达到3.24%~4.126%,大豆油总反式脂肪酸含量达到了1.84%~1.79%,玉米油总反式脂肪酸含量平均值为0.34%,山茶籽油总反式脂肪酸含量最低平均值为0.11%(可能未检出),并且随着加热时间的延长,反式脂肪酸的含量逐渐增加。因此,在烹饪时为防止反式脂肪酸的大量产生,建议烹饪温度应该低于220℃,时间应该限制在半小时以内。

■ 肿瘤患者治疗期间可以吃烧烤或油炸食品吗?

肉制品是人类日常饮食的重要组成部分和主要的动物蛋白来源,在给人类带来丰富营养和味觉享受的同时,加工肉制品的安全性近年来受到越来越多的关注。2015年10月26日，世界卫生组织（WHO）分支部门——国际癌症研究机构（IARC）发布调查报告，将加工肉制品列为1类致癌物，与槟榔、酒精饮料、黄曲霉毒素、砷（和无机砷化合物）、吸烟等同属一类。尽管这一报告引发了广泛的质疑，但是肉制品的加工过程中，尤其是烧烤、烟熏、腌制过程中产生多种化学致癌物已经是不争的事实，其中，近年来备受关注的致癌物包括多环芳烃（PAH）和杂环胺类化合物。因此，烧烤和油炸食品虽然美味，但经常食用容易引发癌症，所以，不要为了一时的口欲而长期食用这些食物。烧烤要吃得健康，一是要选择正确的烧烤方式，应选择炉烤、电烤，不要明火烧烤；二是少吃肥肉，制作时可带肉皮烤，但食用时应该去掉肉皮，烧焦的一定不能吃，因为烧焦部分的致癌物含量最多。

■ 肿瘤患者可以吃辛辣食物吗？

辛辣食物包括葱、姜、蒜、韭菜、辣椒、花椒、胡椒、桂皮、八角、小茴香、姜黄、酒精等。肿瘤患者由于经历了放疗或化疗，时常会出现口腔炎、口干、咽痛、吞咽困难、皮肤干痛等常见不良反应，在饮食方面宜清淡、富营养，但也不必过分忌口。但是，胃癌、肝癌、乳腺癌、宫颈癌、肺癌、肾癌等患者禁食刺激性食品。肠癌及宫颈癌患者在放疗后，容易损伤肠黏膜，导致腹泻等不良反应，应注意禁食辛辣、刺激性及热性食物，如羊肉、韭菜、胡椒、姜、桂皮等。对于大多数肿瘤患者，应多食用绿色蔬菜等粗纤维食物，而辛辣食品，如葱、姜、蒜等富含有机硫化物等多种防癌营养素，不必一概而论地禁忌。当患者营养不良、食欲下降时，如果患者胃肠道黏膜没有损伤，适当地进食辛辣食物还可以刺激食欲，从而增加患者的能量及营养素摄入。

■ 肿瘤患者食欲缺乏该怎么办？

肿瘤是一种消耗性疾病，患者要保证充足的营养，才能耐受一系列抗肿瘤治疗。肿瘤患者可以通过药物治疗、中医疗法、运动干预、心理干预等途径来增强食欲。

药物治疗

1 孕激素类药物和糖皮质激素类药物:醋酸甲羟孕酮片常被用来治疗妇科疾病,但也并不局限于妇科使用。这类药物可以增加肿瘤患者的食欲,因其用量不同,所产生的药效也不同,因此使用前一定要咨询医生。激素类药物短期使用也有很好的提振食欲的作用,但是要注意药物的不良反应。

2 胃肠道动力药:如多潘立酮、莫沙必利、伊托比利、马来酸曲美布汀等可以促进肠胃蠕动,改善消化功能。

3 口服营养剂:锌是维持食欲和修复味蕾的重要元素。锌影响味觉蛋白的合成,可增加唾液中的钙浓度。生姜中含有6-姜辣素、锌和姜酚等有效化学成分,可缓解因化疗引起的恶心、妊娠剧吐和术后恶心等。鱼油中所含的多种不饱和脂肪酸能够干扰炎性细胞因子合成,因此对癌症性厌食有治疗作用。

中医疗法

药膳可起到"温脾健胃,降气止逆"的作用,比较适合肿瘤患者食用的药膳有饴糖姜枣汤、蜂蜜鸡蛋羹、黄芪内金粥等。

1 饴糖姜枣汤的食材包括饴糖、生姜、红枣。制作时只需将洗净的红枣、姜片放入锅中,加水煮沸,然后加入饴糖,等到饴糖溶化即可。但如果患者出现腹胀、呕吐,或者同时合并糖尿病,则不宜服用。

2 蜂蜜鸡蛋羹的食材包括蜂蜜、鸡蛋、食用油、盐。蜂蜜性平,有养脾除烦之效。制作时,将鸡蛋打散后加入蜂蜜搅拌调匀,然后蒸熟即可。如果患者存在腹泻的症状则不宜服用。

3 黄芪内金粥的食材包括黄芪、薏米、赤小豆、焦山楂、鸡内金粉、金橘饼、糯米。以上食材合用可补气健脾、行气消食。制作时将黄芪加水煮熟,之后取汁加入薏米等食材熬煮成粥,再加入鸡内金粉即可。

运动干预

运动可以加快机体的新陈代谢,促进饥饿感的产生。但是需要注意,过度的运动会降低机体的抵抗力。比较适宜肿瘤患者的运动包括散步、打太极拳、快步走等。

心理干预

心情不好也会引起食欲缺乏,肿瘤患者更是如此。患者应树立战胜疾病的信心,积极配合治疗,同时,保持健康乐观的心态对改善食欲也有帮助。

■ 肿瘤患者手术前后应怎样避免营养不良?

手术的成功不仅依赖于外科医生的技术水平,还和患者的营养状况有关。营养不良是术后并发症的独立风险因素,长期缺乏能量、蛋白质对重症手术患者的预后有不利影响。围术期营养管理对患者的长期预后有关键作用。围术期营养管理可以预防营养不良,维持围术期良好的营养状态,增加患者对手术的耐受性,降低手术并发症发生率和手术死亡率。

《恶性肿瘤患者营养治疗指南》(2021年版)建议,所有患者术前和术后均应接受营养筛查和评估,对老年患者还需要进行更为全面的老年评估。为了维持较好的营养状态,肿瘤患者术前要避免长时间禁食。因为术前10~12小时禁食会使患者过早地进入分解代谢状态,不利于术后康复。患者术前可进食一些液体和碳水化合物,尤其是接受大手术的患者,推荐术前10小时口服12.5%的碳水化合物饮料800mL,术前2小时饮用不超过400mL。这样可以减轻术后的胰岛素抵抗(IR),并缩短住院时间。

对于一些确定有严重营养风险或严重营养不良的大手术患者,应接受10~14天的围术期营养治疗,改善营养状态后再进行手术,以减少手术风险;而对于已经存在严重感染和脓毒血症的患者,则不能进行大手术,应立即处理脓毒血症。

围术期患者出现高血糖和低血糖也都是不利因素,术后患者出现高血糖比较常见,这与手术患者的不良预后有关。建议术后计划进入重症加强护理病房(ICU)的重症患者,使用胰岛素控制血糖(7.8~11.1mmol/L)。术后还要关注能够反映患者术后预后的指标,如C反应蛋白/白蛋白比值,其可反映患者术后代谢的恢复状况,与术后长期临床结局相关。

■ 恶性肿瘤手术前后,患者在饮食方面应该注意什么?

术前

患者手术前消化系统功能健全,此时尽可能地补充各种营养素,如维生素、碳水化合物、无机盐、微量元素和蛋白质,以及脂肪等。只有补充足够的营养才能提高抵抗力和免疫力,防止出现恶病质。身体全面吸收营养可增强对手术的耐受力,改善预后。但消化道肿瘤患者不能正常经口饮食,可适当给予营养治疗。中至重度营养不良时可采取管饲的方式供给营养。

术后

做完腹部或消化道手术后,患者的肠道蠕动能力减弱。手术后2~4天,若肛肠排气,说明肠道功能逐渐恢复,在此期间可提供少量的流质饮食,如果汁或汤类等。5~6天后可提供少量半流质饮食,饮食以清淡、营养为主,避免粗糙食物进入流食。营养不良和消化功能差的患者术前应选择易消化和吸收的食物。术后饮食要以补充足够营养为主,以改善患者的体质,增强抵抗力,避免肿瘤细胞扩散和转移。患者选择食物进补时不能太着急,从流质饮食开始,只要身体没有不良反应,可过渡到半流质饮食和普通饮食,注意营养均衡。

■ 多吃大蒜能防癌，是真的吗？

"大蒜是个宝，治病不可少"。在生活中，我们都听到过这种说法。大蒜是大多数中国居民餐桌上必不可少的调味料。炒菜、蘸料时要是不加点儿大蒜，就仿佛缺少了灵魂。甚至在很多人眼里大蒜还是"抗癌食物"中的"草根明星"。

"大蒜抗癌"的说法由来已久，对此坚信不疑的人也不在少数。尤其是对于辨识能力不足的中老年人群，在如今信息爆炸的时代更容易被这种"伪科学"的概念所欺骗。

吃大蒜之所以会与"防癌""抗癌"相关联，主要是因为大蒜中含有抗肿瘤物质，如大蒜素。虽然有不少体外或小鼠体内的研究结果表明大蒜中含有的大蒜素等硫化物对多种肿瘤细胞具有抑制作用，但这些结果仅是在细胞试验或动物试验中得到的，与在人体中的实际作用相差甚远。同时，大蒜中的大蒜素含量极低，因此，正确的理解应该是，虽然大蒜含有抗癌成分，但这并不意味着吃大蒜就可以防癌、抗癌。

■ 如何科学地看待"抗癌食物"？

癌症发生的诱因是复杂多样的，包括但不限于遗传、环境、饮食等因素。所谓"抗癌食物"的传闻，目前也仅限于对食物中某种成分的实验室研究，其真正作用于人体的具体机制及效果尚待研究。

另一方面，一般情况下用于实验室研究的某些化学成分的剂量及纯度都要远远高于我们日常从食物中摄取的量。所以，如果盲目相信或依赖于某种食物来防治癌症，由此带来的健康风险必然会增加。预防癌症不能仅靠某种"抗癌食物"，而应均衡营养，纠正生活中不健康的习惯，尽可能规避某些明确的致癌因素。

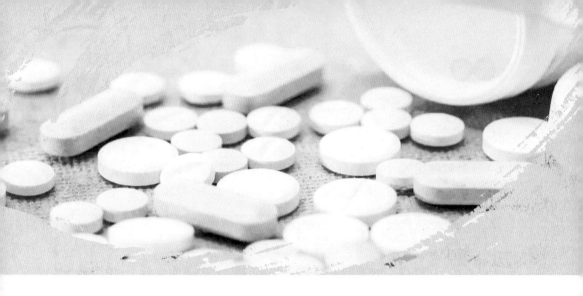

第四章 癌性疼痛药物治疗

■ 如何正确使用芬太尼透皮贴?

选择贴用部位

应在躯干或上臂未受刺激、未受照射的平整皮肤表面贴用。如有毛发,应在使用前剪除,不要用剃须刀剃除,防止皮肤损伤。

清洗贴用部位

贴用前,用清水清洗贴用部位,不能使用肥皂、油剂、洗剂或其他可能会刺激皮肤的洗护用品。清洗后,应在皮肤完全干燥后贴用。

粘贴

在打开密封袋后马上使用。粘贴时,揭开透皮贴的背膜,将有粘胶的一侧贴在皮肤上,用手掌用力按压30秒,确保贴剂与皮肤完全接触,注意边缘部分要贴紧。

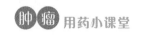

更换贴

持续贴用72小时后,除掉旧贴,更换新贴时,应选择新的、合适的粘贴部位。旧贴粘贴过的部位数天后才可重新贴用。

- 不要将芬太尼透皮贴"哪儿疼贴哪儿"。
- 选择粘贴在平整、干净、无破损的皮肤上,便于药物吸收镇痛。
- 贴剂使用期间不要长时间热水泡澡,不要使用电热毯等局部加热用具,如果出现发热症状,请及时联系医生。
- 使用后的旧贴,对折后保留,并交还医疗机构。

■ 为什么不能贴芬太尼透皮贴去蒸桑拿?

芬太尼透皮贴是透过皮肤吸收药物入血,再进行全身分布而起效的。一次贴用能在72小时内维持稳定的药物释放速度,从而保持药物浓度稳定。

当贴着芬太尼透皮贴的患者去蒸桑拿时,因为环境温度较高,使得人体体温随之升高,并在较长时间内维持这种较高的体温状态,此时,芬太尼透皮贴剂受体温的影响,芬太尼药物成分的释放速度加快,药物释放量明显增高,在短时间内造成药物的过量释放和吸收,使体内药物浓度骤然升高,从而引起患者的芬太尼中毒反应。因此,在芬太尼透皮贴的贴用期间,患者应避免蒸桑拿或使用电热毯等导致药物吸收部位温度过高的行为。

■ 什么是暴发性痛?

暴发性痛的定义为在基础疼痛控制相对稳定和充分的前提下,出现由自发或有相关可知(或不可知)的触发因素引发的短暂疼痛加重。

同时满足以下3个条件可判定为暴发性痛:①存在基础疼痛;②基础疼

痛得到充分控制;③短暂的疼痛加剧现象。

典型的暴发性痛表现为:①中至重度疼痛;②数分钟内快速发作;③持续时间相对较短,但严重影响患者的日常生活。因此,在癌性疼痛患者的治疗计划中,在关注中至重度基础癌性疼痛治疗的同时,还要对暴发性痛进行充分的管理。

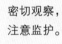

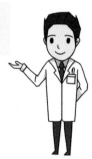

■ 患者服用镇痛药后出现便秘怎么办?

在癌性疼痛的治疗中常用到阿片类镇痛药物,而便秘是阿片类药物最常见的不良反应,并且不会随着长期使用而减轻。

在服用阿片类药物进行镇痛时,最好选择下述通便药物同时服用,可以预防或减轻便秘症状。同时,应多饮水、多进食蔬菜和水果等富含纤维素的食物,适量运动,养成良好的排便习惯。

如果使用阿片类镇痛药物后出现便秘或症状加重,需要结合便秘的严重程度选用下列通便药:根据作用机制不同,可分为润滑性泻药(甘油)、大便乳化剂(多库酯钠)、纤维素类泻药、容积性泻药、刺激性泻药、渗透性泻药(乳果糖、聚乙二醇)、微生态调节剂(双歧杆菌、乳酸杆菌)和中药通便药(麻仁软胶囊、通便灵胶囊)。

■ 吗啡缓释片和吗啡片有什么不同?

这两种药物的主要作用成分相同,最主要的区别在于通过不同的工艺将同一种药物成分制成了不同的剂型,即缓释片和普通片。因此,这两种药物的起效时间及镇痛维持时间明显不同。

吗啡片属于速释药物,起效相对较快,口服后最佳镇痛效果出现在60分钟后,一次给药镇痛维持4~6小时。与吗啡片相比,吗啡缓释片起效较慢,口服2~3小时后药物浓度逐渐达到一个稳定水平,血药浓度波动较小,一次给药镇痛维持12小时,适合用于基础疼痛治疗。

■ 阿片类药物控制疼痛良好时，能停药吗？

如果患者的病情得到控制，同时疼痛也得到缓解，这时，镇痛所使用的阿片类药物的剂量可以遵循原则逐渐减量，直至停药。

因患者的服药剂量不同，停药过程需要遵循一定的减量原则，小剂量使用阿片类药物时，突然停药不会出现戒断症状，因此，当患者每天服用阿片类药物的总剂量相当于30mg口服吗啡的药量时，可以直接停药。长期大剂量使用阿片类药物的患者，如需要减少或停用阿片类药物，应采用逐渐减量法，直到每天服药总剂量相当于30mg口服吗啡的药量时，继续服用2天后就可以停药。

■ 治疗癌性疼痛时，为什么不首选吗啡针？

癌性疼痛属于慢性疼痛，需要长期服药治疗。选择药物时，首先考虑疗效，其次还要尽量选择无创、简便、安全的给药方式，由此，口服镇痛药就成为首选，如吗啡缓释片。能口服的患者尽量选择口服止痛药；不能吞咽或存在口服吸收障碍的患者可采用非口服途径，如透皮贴剂。

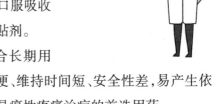

首选口服及无创途径给药。

不可否认吗啡针起效快，但不适合长期用药，长期使用存在较多弊端：给药不方便、维持时间短、安全性差，易产生依赖性（即通常所说的成瘾），所以通常不是癌性疼痛治疗的首选用药。

■ 镇痛药为什么12小时服用一次，这和一天服用两次一样吗？

"每12小时给药一次"和"一天两次"的给药方式不完全相同。

"每12小时给药一次"是按时给药，比如经常使用的吗啡缓释片，每12小时服用一次。而我们通常所说的"一天两次"，没有对用药间隔时间做出明确的规定，一般定义为早、晚各一次，其间隔的时间或短或长，不够准确。

药物治疗慢性疼痛时，为了达到最好的镇痛效果，需要采取"按时给药"

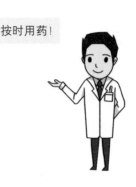

按时用药！

的方式,这样不仅可以提高镇痛效果,还可以减少不良反应。把药物制成缓释片、控释片或胶囊,一方面是方便服药、减少服药次数;另一方面是为了达到药物一定时间内稳定释放,如每12小时给药一次就能维持镇痛效果12小时。而"一天两次"不符合缓控释药物的药物特性,服用后达不到最佳治疗状态,还可能出现疼痛控制不佳或药物过量。

因此,服用缓控释药物时,需要按照处方用法严格执行,不同药物用法不同,比如每12小时给药一次、每8小时给药一次等。

■ 医生为何给癌性疼痛患者开抗惊厥药物?

癌性疼痛发作时,因为发病部位可能会出现转移,往往伴有神经病理性疼痛。而抗惊厥药物作为癌性疼痛伴神经病理性疼痛的主要辅助用药,对于神经病理性疼痛,如尖锐的刺痛、刀刺样或电击样等疼痛均有较好的治疗作用,对没有这些特征的疼痛患者单独应用阿片类药物,若治疗效果欠佳,也可以联合抗惊厥药物来缓解患者的疼痛症状。

抗惊厥药物通过不同的作用机制来调控神经组织中的钠通道,对疼痛感受起到重要的调节作用,与阿片类药物有协同镇痛的作用。

■ 癌性疼痛发作时服用吗啡片会成瘾吗?

成瘾是指药物的精神依赖特性,反映心理异常的行为表现,特征性的行为包括:用药失控、强迫性用药,以及即使带来伤害也继续用药和对药物的强烈渴望。患者常因过分担忧"成瘾"而不敢用足所需镇痛药的剂量。

多年来的治疗经验表明,使用阿片类药物治疗癌性疼痛而产生心理依赖的患者实属罕见。吗啡片属于阿片类药物强效镇痛药,主要通过阻断疼痛信号的传递而起作用。在医院规范的癌性疼痛治疗管理下,对规范服用吗啡片等阿片类药物治疗癌性疼痛的患者来说,一般不会产生精神依赖的问题。

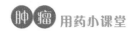

■ 羟考酮缓释片会整片排出吗?

羟考酮缓释片采用独特的技术,首先,将羟考酮药物粉末用高分子辅料包裹成颗粒,再制成较大颗粒压制成药片,从而将药物包裹在辅料构成的"骨架"中。

羟考酮缓释片口服进入体内后,经过消化液溶解,羟考酮的有效成分逐渐从"骨架"中释放出来,被人体吸收。而高分子辅料"骨架"则不能被体内的消化液所溶解,所以服用羟考酮缓释片可能会出现整片或大半片排出的现象,其实排出的是"骨架"空壳。

■ 吗啡的镇痛效果好,还是尼美舒利的镇痛效果好?

三阶梯
强阿片类药物
二阶梯
弱阿片类药物
一阶梯
对乙酰氨基酚、非甾体抗炎药

吗啡片是阿片类药物强效镇痛药,常用于中至重度疼痛;尼美舒利是非甾体抗炎药(NSAID),常用于轻度疼痛,同时具有解热、抗炎的作用。

这两种药物的作用机制不同,对于中至重度疼痛的患者,结合患者症状和疼痛评估的情况,非甾体抗炎药尼美舒利可作为癌性疼痛的辅助镇痛药,两种药物联合使用可以明显增加镇痛效果,还可以减少阿片类药物的用量。

■ 如何处理癌症患者的情感变化?

癌症会影响患者的身体健康,同时也会引起其心理、情感上的各种问题。

不知所措	当患者得知自己患有癌症时,会感到非常无助、不知所措。这可能是因为想知道自己是否会活下去、就诊和治疗会扰乱正常生活、接触到不理解的医学术语、不能做喜欢的事情、感到无助和孤独等。即使有这些感觉,也应尽可能多地了解所患的疾病,可能会对治疗有所帮助。如果有精力,可以尝试参加音乐会、手工制作、阅读等活动来放松心情。

愤怒	患者内心会想"为什么是我患上这可怕的疾病?"可能还会迁怒于医生、身边健康的朋友和所爱的人。愤怒往往来自难以表达的感情,如害怕、恐慌、挫折、焦虑、无助。不必假装一切都好,可以与家人和朋友谈论这些,这可以激励患者采取行动。
恐惧和担心	患者可能因癌症或治疗而感到疼痛,担心无法照顾家人、面临死亡。为了应对恐惧和担忧,了解情况通常会有所帮助。一些研究甚至表明,对自己的疾病和治疗有充分了解的患者比不了解的患者更有可能遵循治疗计划,并更快地从癌症中康复。
压力和焦虑	在治疗期间和治疗后,患者对正在经历的所有生活变化感到压力很大是正常的。焦虑意味着有额外的担忧,无法放松,并感到紧张。应尝试找到控制压力的方法,而不是让这种消极情绪控制自己。
悲伤和抑郁	许多癌症患者感到悲伤,感到失去了健康和正常的生活。这是人们对任何严重疾病的常见反应,接受现状可能需要一些时间。对于某些人来说,癌症治疗可能通过改变大脑的工作方式而加重悲伤,甚至有患者发生抑郁,这时一定要去咨询心理医生,寻求帮助。
罪恶感	许多癌症患者都有这种感觉,患者可能会因为让身边的人不安而自责,可能会羡慕别人身体健康,甚至可能会因为自己平时的不良生活习惯而责怪自己。请记住,患癌症不是患者的错,要与别人分享自己的感受。
孤独	癌症患者常常感到孤独或与他人疏远。这可能有多种原因,包括身体不适,无法继续以前喜欢的爱好和活动;可能觉得没有人理解自己正在经历的事情;治疗后感到孤独也是正常的。建议以不同的方式寻求情感支持,使用自己感觉最好的方式,让自己舒适。

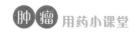

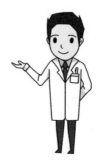

处理情绪的方法

- 表达自己的感受
- 寻找积极的方面
- 不要责怪自己
- 自主选择何时谈论自己的病情
- 找到帮助自己放松的方法
- 寻找喜欢的东西

■ 肿瘤治疗期间出现了情绪焦虑、抑郁,应该努力自我调节不让家人担心吗?

被诊断出癌症,对于一个人来说往往是灾难性事件,可能面临着生活的巨大改变、忍受病痛、经济负担甚至死亡。这些生活和身体上的变化都会让一个人的情绪发生极大的变化,进而可能发展为焦虑症、抑郁症。有数据显示,癌症患者重度抑郁症的发生率约为50%。此外,一些治疗药物也可能引起失眠、重度疲劳、抑郁等神经系统的紊乱,加重抑郁症。因此,罹患肿瘤后出现了抑郁等情绪问题,不要责怪自己给家人带来了麻烦,或者不够乐观坚强,而仅是进行自我调节,要客观认识到这是疾病或药物带来的影响,要尽量取得家人的支持和帮助,必要时积极获取心理治疗。

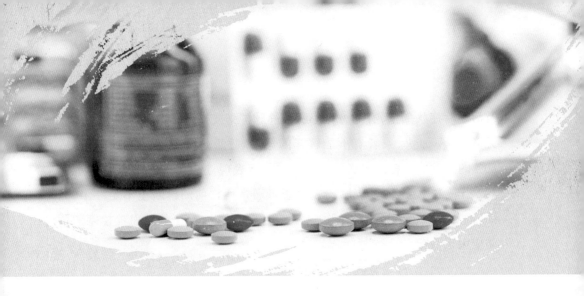

第五章 肿瘤相关治疗

■ 什么是静脉血栓栓塞(VTE)?

为什么会出现静脉血栓栓塞

静脉血栓栓塞是继缺血性心肌病和脑卒中之后,发病率位列第三位的最常见的血管疾病。静脉血栓栓塞包括深静脉血栓(DVT)和肺栓塞(PE)。

人体下肢血液回流主要是通过腿部肌肉的收缩及静脉瓣膜的开关,促使下肢血液回流到心脏,而当下肢活动减少或制动时,血流就会减慢,造成下肢血液聚集而形成血栓,临床上称为下肢深静脉血栓。下肢深静脉血栓形成后,因新生血栓容易脱离并随血流进入右心室,加之右心室收缩,将其推入肺动脉,从而发生一系列的症状甚至猝死,临床上称为肺栓塞。

哪种情况下容易发生静脉血栓栓塞?

长期卧床、长时间肢体制动、大手术、创伤、肿瘤、妊娠或有相关家族史等。

静脉血栓栓塞有哪些主要表现?

患者突然出现单侧下肢疼痛、肿胀、皮肤温度升高、皮肤颜色发红,以及活动后症状加重,有的可见小腿浅静脉扩张或显露。严重者可伴有体温升高、心率加快,或者有不能解释的气短、呼吸急促、胸痛、咯血。但是,80%的静脉血栓栓塞患者没有相关的临床表现,严重的肺栓塞患者可能在1~2小时内死亡,而发生肺栓塞的患者通常死亡前的诊断也不足一半,因而,静脉血栓栓塞也被称为"沉默的杀手"。因此,对于静脉血栓栓塞的预防应大于治疗。

■ 肿瘤与静脉血栓栓塞的关系是什么?

静脉血栓栓塞应是恶性肿瘤最常见的并发症之一,可延长肿瘤患者的住院时间,造成不良后果。静脉血栓栓塞是仅次于恶性肿瘤本身而导致患者死亡的第二大原因。

据统计,恶性肿瘤患者静脉血栓栓塞的发病率是非恶性肿瘤患者的7倍。恶性肿瘤患者被诊断为静脉血栓栓塞后6个月的死亡率高达40%,肿瘤合并静脉血栓栓塞的患者中61%表现为无症状或症状特征不明显,极易漏诊。

不同肿瘤来源的患者静脉血栓栓塞的发生风险差异较大,其中胰腺、颅脑、肾脏、胃等部位的肿瘤会加重静脉血栓栓塞的发生风险。随着肿瘤的进展,静脉血栓栓塞的风险也逐步增加。与非肿瘤患者一样,静脉血栓栓塞风险也随着年龄、体质量指数、相关并发症等的增加而增加。除了自身因素之外,肿瘤相关的治疗细胞毒药物的化疗、放疗、特定的靶向治疗、激素治疗,以及置管操作和手术治疗等,都进一步增加了肿瘤患者静脉血栓栓塞的发生风险。

与非肿瘤患者相比,肿瘤患者往往具有更高的血栓复发和出血的风险。肿瘤患者发生复发性静脉血栓栓塞的概率接近20%,是非肿瘤患者的3~4倍。研究表明,在12个月内,肿瘤患者在抗凝治疗过程中发生大出血的概率为非肿瘤患者的2~3倍。

应用不同的评估量表对肿瘤患者的血栓风险进行评分,可以筛查出静脉血栓栓塞发生风险较高的肿瘤患者。对于中、高风险的静脉血栓栓塞肿瘤患者,采取适当的预防策略是控制肿瘤相关静脉血栓栓塞发生的关键。肿瘤患者随着自身情况、肿瘤的发展和相关治疗的改变,其静脉血栓栓塞的发生风险也会有不同程度改变。肿瘤患者的血栓预防和评估是一个长期、持续的过程。

■ 哪些肿瘤患者容易患静脉血栓栓塞?

1823年,法国医生首次提出肿瘤与血栓的关系,此后大量研究证实,恶性肿瘤与凝血功能改变有密切的关系,导致其发生静脉血栓栓塞的风险显著提高。肿瘤患者发生血栓的机制十分复杂,肿瘤通过多种机制破坏了机体凝血、抗凝、纤溶系统的平衡,使机体处于"易栓状态"。此外,一些抗肿瘤的治疗也可加重上述失衡状态。同时,凝血状态的失衡可诱导血管生成、肿瘤再次转移。因此,肿瘤与血栓形成相互影响,形成恶性循环。

不同肿瘤患者静脉血栓栓塞的发生风险不同,很大程度上与患者的基本情况和基础疾病情况,以及肿瘤的发生部位及分期、肿瘤的相关治疗有关。

随着年龄的增长,患者发生静脉血栓栓塞的风险增高,体重指数(BMI)>25kg/m² 的患者发生静脉血栓栓塞的风险较高;合并心肌梗死、脑卒中,既往发生过血栓或长期服用激素等药物的患者会增加静脉血栓栓塞的发生风险;患者接受化疗前的血小板、血红蛋白水平也会影响其静脉血栓栓塞的发生风险。胃肠道、胰腺、颅脑等部位的肿瘤发生静脉血栓栓塞的风险会较其他部位肿瘤有所升高。随着肿瘤的进展,静脉血栓栓塞的风险也逐步增加。肿瘤相关的治疗中不同手术时长、中央静脉置管操作、激素治疗等都进一步增加了肿瘤患者发生静脉血栓栓塞的风险。

应用不同的评估量表对肿瘤患者的血栓风险进行评分,可以筛选出发生静脉血栓栓塞风险较高的肿瘤患者。目前,外科应用较多的是 Caprini 评分,内科和门诊接受化疗的患者应用较多的是 Khorana 评分。

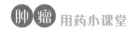

■ 如何预防肿瘤相关血栓?

为患者采取恰当的预防措施,不但能有效降低静脉血栓的发生率,而且能减轻患者的经济负担,提高患者的生活质量。

运动预防

患者长期居家时每天都应有一定的运动量,但老年患者不宜参加剧烈的活动,定期每隔1小时起来走走、做做操,几分钟就好,可以对血液流通起到很好的作用。

饮食预防

一定要记得每天多喝水、多运动。多喝水能够稀释血液,降低血液黏度,降低血栓发生的风险。饮食不要太油腻,多吃低脂肪、高纤维含量的食物。

机械预防

有一些仪器,如"间歇充气压缩装置"(如具备按摩功能的沙发或头等舱座椅等),这些装置可以促进血液循环。还可以预防性穿戴抗血栓弹力袜,每次穿6小时,休息2小时,注意一定要保持平整,可以在睡前穿上,早上醒来时脱掉。

药物预防

主要是指肝素类药物及一些口服抗凝药。多项研究显示,药物预防可以大幅降低患者静脉血栓的发生风险,包括肝素、低分子肝素及维生素K拮抗剂等。其中,低分子肝素是肿瘤患者最常用的预防性药物,也是指南推荐的静脉血栓预防药物。其可提高预防血栓的疗效,而且不增加出血的发生率。还需要注意的是,约1/3患者的静脉血栓发生于出院后,因此除了住院期间,某些门诊肿瘤患者的静脉血栓预防也不容忽视。

当肢体出现以下情况时,切记不能进行按摩、热敷或下床活动:①肿胀、水肿,小腿疼痛或压痛,或两者兼有;②皮肤温度升高;③下肢皮肤颜色发红或青紫时。如果下肢血栓的症状明显,最好减少活动量,以防止血栓脱落,并迅速到医院接受治疗,不能在家"静观其变"。突发深静脉血栓非常危险,如果未能获得及时的救治,腿部的静脉血栓容易脱落,随血液循环堵塞到肺动脉而形成肺栓塞,导致呼吸困难、低血压甚至死亡。

■ 肿瘤患者出现静脉血栓栓塞该怎么办?

抗凝治疗

抗凝治疗可以有效降低静脉血栓栓塞的风险及血栓复发率,是急性期静脉血栓栓塞治疗的基础。抗凝治疗应从高度怀疑静脉血栓栓塞诊断开始。肿瘤患者诊断静脉血栓栓塞治疗中的常用抗凝药物包括普通肝素、低分子肝素和新型抗凝药物(利伐沙班)等。一般首次发生深静脉血栓时,抗凝时间为3~6个月;合并血栓复发高危因素时,抗凝时间应延长。对于伴恶性肿瘤的肺栓塞,若出血风险低或中等,推荐延长抗凝治疗。抗凝治疗前应评估患者有无抗凝禁忌,抗凝治疗中应警惕出血时间及药物不良反应。

溶栓治疗

对于广泛的近端急性深静脉血栓患者,如出血风险较低,建议进行经导管溶栓。溶栓治疗可以预防血栓后综合征的发生,但并非所有患者都适用。

机械取栓

有助于迅速解除梗阻,缓解症状,但存在手术创伤和并发症风险,是对肿瘤患者的二次打击。

下腔静脉滤器

减少肺栓塞的发生,适用于有抗凝禁忌者。但是,这种方式不能从根本上治疗疾病,应警惕滤器相关并发症和深静脉血栓复发。

总之,肿瘤患者出现静脉血栓栓塞不用过度惊慌和焦虑,遵循医嘱选择合适的治疗方式,长期规范的治疗可以有效控制和治疗血栓。

■ 如何正确使用低分子肝素?

低分子肝素(LMWH)是由普通肝素分解而成的一类分子量较低的肝素的总称,广泛用于静脉血栓栓塞的预防和治疗。目前常用的低分子肝素主要有依诺肝素钠注射液(克赛)、那屈肝素钙注射液(速碧林)、达肝素钠注射液(法安明)等,上述药物包装中自带了注射器(预灌针),除血液透析时采取血管内注射给药外,通常采取皮下注射给药,注射部位以腹部为首选。

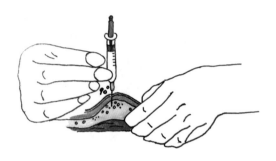

使用步骤

1	彻底洗净并擦干双手。
2	核对低分子肝素的有效期、剂量、质量。若注意到有任何外观改变,如颗粒物质或发生变色,请停止使用。
3	使身体处于舒适的位置,确保可以看到自己的腹部。
4	以肚脐为中心,选取半径5cm外的区域,两次注射点间距不应小于2cm。
5	进行注射部位消毒。使用2%的安尔碘、75%的酒精棉片或碘附,消毒范围以穿刺点为中心,直径5cm左右,消毒两遍。

6 拔除针盖,像握笔一样握住注射器,注射前不需要排气,将空气弹至药液上方即可。

7 另一只手捏起高约2.5cm的清洁区域形成皮肤褶皱。

8 将全长针头以垂直角度向下插入皮肤褶皱,按下柱塞注入药液。注射全程提捏皮肤,缓慢注射,注射后等待10秒,使药液基本扩散后再拔针。

9 以与插入时相同的角度将针头直接拔出,并释放皮肤褶皱。拔针后常规可不按压,如有出血或血肿,建议按压3~5分钟。

10 将使用过的注射器丢弃至尖锐物收集器。应使用坚硬、密封的容器,注意不要扎伤自己和他人。

11 每天观察注射部位有无瘀斑、硬结或其他异常,做好记录(包括注射时间、剂量、不良反应等),防止遗漏或重复注射。

■ 低分子肝素使用的注意事项是什么?

注意事项

1 用药期间应定期抽血监测。使用低分子肝素有极少的患者会发生肝素诱导的血小板减少症(HIT)。治疗前应测定血小板计数,然后治疗期间每周监测2次,持续3周,对于需要延长治疗的患者,需要定期测定其血小板计数。

2 用药期间注意观察患者尿液颜色、大便颜色,以及皮肤黏膜、牙龈、结膜有无出血倾向,建议日常使用软毛牙刷,避免碰撞和跌倒,若有异常及时向医生咨询。

3 用药期间适量补钙。长期使用低分子肝素可能会导致骨质疏松,应适量补钙。

4 不同低分子肝素制剂具有不同的生物化学及药理学特性,疗效不同,若更换低分子肝素制剂,需要咨询临床医生。

出现瘀斑、硬结和血肿的处理

若出现面积小于2cm×2cm的瘀斑,无须特殊处理,一般3~5天内可以自行消散,要避免局部热敷和用力按摩;若面积大于2cm×3cm,局部可能会出现硬结或疼痛,要采取措施积极处理。

1 冷敷法:注射前和注射后冷敷5分钟可以有效预防和减少皮下出血的发生。

2 安普贴法:在皮下瘀斑处贴安普贴,一般3~5天更换一次。

3 新鲜芦荟叶洗净切片湿敷,30分钟/次,每天3次。

4 马铃薯或白萝卜切薄片贴敷,每天3~6次。

若发生血肿,24小时内进行冷敷并压迫30分钟,24小时后用50%硫酸镁(60℃100mL热水溶解50g硫酸镁晶体制得)湿敷;如果血肿严重,需要抽吸或进行皮下血肿切开清除术时,应咨询医生。

■ 日常服用华法林应如何监测?

华法林是传统的口服抗凝药物,可阻止血液凝固,防止血管内血栓的形成。医生通过患者的国际标准化比值(INR)来决定华法林的剂量。患者所服用的剂量将根据国际标准化比值来调整,所以患者必须按时按量用药。最好是在每天的固定时间用药,或者按照医生的建议服药。那么,哪些因素会影响化验结果呢?

食物对华法林的影响

可以降低华法林抗凝作用的食物包括绿叶蔬菜、西兰花、豆类、海藻类、牛油果、动物肝脏、绿茶等;可以增强华法林抗凝作用的食物包括柚子、鱼肝油、银杏、丹参、人参和甘草等。

当患者口服华法林进行抗凝治疗时,应尽量保持饮食结构的平衡,不要盲目改变食物结构、添加营养品。不必特意地偏食或禁食某种食物。

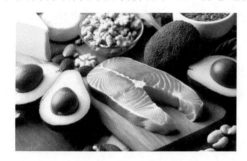
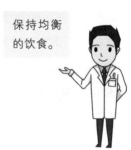

保持均衡的饮食。

吸烟、饮酒对华法林的影响

服用华法林的患者应尽量戒烟或避免酗酒。吸烟与饮酒会加快华法林的代谢。

疾病或身体情况的变化对华法林的影响

某些疾病(如感冒、发热)与身体情况的变化(如月经)对华法林的疗效有影响。华法林对女性患者的月经有影响,会导致月经量过多或者经期延长。如果出现上述情况,说明患者存在出血倾向,患者在月经期间可以将华法林的剂量减少1/4片或更多,等月经结束后再恢复原来的剂量。

服药初期,患者每3天需要测定一次国际标准化比值,然后是每周一次,这些化验结果能帮助医生调整华法林的用量,一旦患者确定用量,就不需要频繁化验了,可以适当延长监测的间隔。

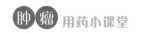

■ 什么是新型口服抗凝药？

新型口服抗凝药（NOAC）是一类起效迅速、靶点单一、服用方便的抗凝药物。与传统口服抗凝药华法林相比，新型口服抗凝药具有药物代谢动力学稳定、可固定剂量使用、无须频繁监测凝血功能，以及与药物及食物相互作用较少，药物安全性良好等优点。近年来，新型口服抗凝药越来越多地应用于静脉血栓栓塞的治疗和预防，以及心房颤动和急性冠脉综合征的抗凝治疗。

目前，国内可使用的新型口服抗凝药主要有达比加群、利伐沙班、阿哌沙班等。上述抗凝药都有两种或三种不同剂量的剂型（达比加群110mg/150mg，利伐沙班10mg/15mg/20mg，阿哌沙班2.5mg/10mg）。

新型口服抗凝药较少出现不良反应，其主要的不良反应包括轻微出血（如刷牙时牙龈出血）、皮肤瘀斑、月经时间轻微延长等。当出现轻微出血时不必紧张，常常可以自行止血或缓解。严重的出血包括小便变红、大便变黑、呕血或颅内出血等。如出现以下情况应立即停药并就诊：①刷牙或割伤时流血不止；②皮肤瘀斑范围扩大；③呕血或咯血、小便呈红色或深褐色、大便呈红色或黑色柏油状；④严重头痛、胃痛；⑤女性生理期间月经过多；⑥眼睛出血。

如正在服用新型口服抗凝药，应避免与华法林、非甾体抗炎药（如布洛芬）同时服用，同时服用会增加出血风险。但是在一些特定情况下，如植入心脏冠状动脉支架后，医生可能会建议同时服用阿司匹林或氯吡格雷。如果需要服用其他药物或开始服用中药或非处方药（如止痛药、止咳药），应在用药前与医生联系，确认不影响抗凝药作用后，方可服用。

如在服用新型口服抗凝药期间，需要做可能会增加出血的检查、有创操作或手术时，应提前跟医生说明正在使用抗凝药。患者不要自行停药，不恰当的停药会导致抗凝治疗不足，发生血栓事件。

患者在服用新型口服抗凝药期间应定期监测肾功能变化，以方便医生全面评估病情，确定下一步治疗策略。监测的频率取决于患者肾功能水平。

■ 利伐沙班的使用注意事项有哪些?

服用利伐沙班时的注意事项有哪些?

1 严格遵守药物用量,并听从临床医生或临床药师的建议进行调整,切忌自行加减剂量。

2 利伐沙班10mg可与食物同服,也可单独服用;利伐沙班15mg或20mg应与食物同服,有利于药物的吸收。

3 不能整片吞服的患者,可将药片压碎,与苹果酱混合后立即口服。

4 常温(10~30℃)密封保存,将药物置于儿童触及不到的地方。

5 如果需要切割药片,建议使用药物切割器,防止药片切割不均匀。

服用利伐沙班需要定期监测凝血指标吗?

服用利伐沙班不需要定期监测凝血指标,凝血酶原时间和国际标准化比值的变化不能说明利伐沙班的功效。应根据医嘱定期监测肝肾功能。

利伐沙班和其他药物的相互作用有哪些?

利伐沙班与抗真菌药(如酮康唑、伏立康唑和泊沙康唑)或HIV蛋白酶抑制剂(如利托那韦)合用时,可使利伐沙班血药浓度升高,出血风险增加,不建议同时使用。利伐沙班与利福平、苯妥英、卡马西平、苯巴比妥或圣约翰草合用时,可使药效降低,不建议同时使用。利伐沙班与其他抗凝药、非甾体抗炎药或抗血小板药合用时,出血风险增加,应在医生或药剂师指导下使用。

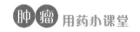

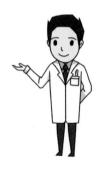

利伐沙班相互作用
- 酮康唑
- 利托那韦
- 卡马西平
- 利福平

利伐沙班可能引起哪些不良反应?

服用利伐沙班时最常见的不良反应为出血,如发生出血请及时联系医生或药师。常见出血表现为眼结膜出血,鼻黏膜出血(秋冬季应保持鼻腔湿润),牙龈出血(若有牙周疾病,应就诊口腔科),皮肤瘀斑,月经增多或非经期阴道出血,咯血、呕血或呕出咖啡渣样内容物,尿液呈粉红色、红色或深褐色,大便呈红色或柏油样。其他不良反应包括过敏、肝病、血小板减少等。如果患者在服药期间发现任何异常,应及时就诊。

■ 化疗后,患者身体虚弱,害怕得感冒,可以提前服用抗生素吗?

化疗后,患者有可能出现粒细胞缺乏,往往表现为乏力、疲倦、头晕、心悸、失眠、食欲缺乏,如果出现上述症状应该及时就医复查血常规,粒细胞缺乏是机体免疫力下降的重要因素,此时机体容易发生感染,但不可以自行购买并服用抗生素,就医之前应该尽量少去人员密集的场所,避免交叉感染,就医后由医生判断粒细胞缺乏的严重程度,并采取相应的治疗策略,长期滥用抗生素,会滋生耐药菌,增加后续治疗的难度。

■ 服用微生态制剂时应注意哪些问题?

微生态制剂是指一定数量的、能对宿主健康产生有益作用的活性微生物。其有助于恢复肠道正常菌群的生态平衡,抑制病原菌定植和侵袭,控制腹泻,可用于因肠道菌群紊乱引起的各种消化道症状及相关的急、慢性腹泻和消化不良等。常用益生菌药物包括双歧杆菌二联活菌、地衣芽孢杆菌、蜡样芽孢杆菌、酪酸梭菌、枯草芽孢杆菌、嗜酸乳杆菌。

这类药物储藏及应用时需要注意：微生态制剂有些为活菌制剂，如双歧杆菌三联活菌胶囊等通常建议2~8℃避光保存；而枯草芽孢杆菌活菌制剂、地衣芽孢杆菌等则通常建议室温、密封、干燥、避光保存，建议按照说明书合理保存药物。同时，含有鞣酸活性炭蒙脱石散等药物可能会影响微生态制剂肠道的吸附剂定植，通常建议上述药物用药后至少间隔2小时再用活菌制剂，此外有些活菌制剂可能会被抗菌药物杀灭，应避免同时服用，以免影响疗效。若需同时应用抗菌药，通常建议错开服药时间，建议口服抗菌药用药后间隔2~3小时再使用肠道微生态制剂。其中乳酸菌（乐托尔、乳酸菌片）为灭活菌制剂，酪酸梭菌（米雅）、枯草芽孢杆菌（妈咪爱、美常安），以及布拉氏酵母菌散等制剂对抗菌药物不敏感，可与抗菌药物同时使用。另外，对于活菌制剂，温度过高可能影响活菌的活性，因此建议用温开水（低于40℃）送服。

■ 肠道菌群与肿瘤有关系吗?

肠道菌群是定植于人体肠道内微生物的总称，肠道菌群数量庞大、种类繁多。成人体内约有100万亿个细菌，约为人体细胞数量的10倍，其中80%存在于胃肠道内，总质量达到1.5 kg。

研究表明，肠道菌群代谢时产生的代谢物，可作为重要的信号因子和能量底物影响肠道肿瘤。肠道菌群不仅与肿瘤的发生密切相关，还直接影响肠道肿瘤的发展与转移。比如，具核梭杆菌可通过调节自噬促进结直肠癌对化疗药物的耐药性，大量富集具核梭杆菌的结直肠肿瘤有更高的复发率。肠道菌群可转变结肠上皮细胞的结构，并且通过激活 Wnt/β-catenin 通路介导结肠癌细胞的增殖，以及表达前癌基因 MYC 促进结直肠肿瘤的生长。

不仅肿瘤外部的微生物菌群会影响肿瘤的发展与转移，肿瘤内部的微生物菌群也会调节肿瘤细胞的生长。人们曾经普遍认为肿瘤内部是无菌的，但随着研究的深入，科学家发现肿瘤内部也存在着大量的微生物，如口腔中的牙龈卟啉单胞菌，在胰腺癌患者体内的肿瘤中同样可以检测到。其可通过分泌肽基精氨酸脱亚胺酶引起 KRAS 和 TP53 基因突变来降解精氨酸，诱导炎症性肿瘤微环境，促进胰腺肿瘤细胞的生长。

■ 应用曲妥珠单抗治疗后，出现不良反应该怎么办？

心脏不良反应

心脏不良反应是曲妥珠单抗在临床治疗过程中最主要的不良反应，表现为左心室功能不全、症状性心力衰竭等。患者在治疗前与治疗期间均应进行左室射血分数的评估。

用药前要对患者进行既往病史、体格检查、心电图、超声心动图评估后，再开始曲妥珠单抗治疗，在此期间应每3个月监测1次患者的左室射血分数。若患者合并无症状性心力衰竭，监测频率应更高。

治疗中若出现左室射血分数<50%或低于治疗前16%以上，应暂停治疗，并跟踪监测左室射血分数的动态变化，直至恢复到50%及以上，方可继续用药。左室射血分数持续下降(超过8周)，或者因心脏毒性而停止曲妥珠单抗治疗超过3次，应永久停用曲妥珠单抗。

发热反应

发热反应是是曲妥珠单抗常见的不良反应，表现为发热或寒战。反应程度多为轻至中度，一般可以使用常规的解热镇痛药和抗过敏药物来缓解。

其他不良反应

在应用曲妥珠单抗期间，还可能出现周围性水肿、腹泻、关节疼痛、肌肉疼痛、乏力、失眠等不良反应，但一般程度轻微，无须做特殊处理。

■ 血常规化验单怎么看?

肿瘤患者在治疗过程中,通常其主治医生会建议患者在治疗结束后定期复查血常规,但是血常规报告怎么看,对于绝大多数肿瘤患者而言,如果想了解自己的情况,重点关注白细胞、红细胞及血红蛋白、血小板这几项指标即可。

白细胞

白细胞计数是指单位体积血液中所包含的白细胞总数,包括粒细胞、淋巴细胞、单核细胞三大类,是机体防御系统的重要组成部分,它们主要负责对抗入侵的细菌、病毒等病原微生物。在肿瘤患者中,虽然个人体质、肿瘤治疗方案及强度不同,患者白细胞和中性粒细胞下降的程度及时间会有所差异,通常认为在抗肿瘤治疗结束后7~10天血象降至最低,当白细胞降低至3×10^9/L,中性粒细胞降低至1.5×10^9/L以下时应及时就诊,同时做好个人防护,降低感染风险。

以下指标出现异常要及时就诊:
- 血红蛋白低于90g/L
- 白细胞低于3×10^9/L
- 血小板低于5×10^9/L

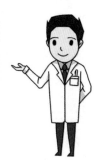

红细胞和血红蛋白

红细胞为机体运输氧气和转运二氧化碳的载体,是血液中数量最多的细胞,红细胞和血红蛋白的水平反映身体有没有贫血,红细胞和血红蛋白由于红细胞生成减少(如缺铁性贫血,叶酸和维生素B_{12}缺乏所致的巨幼细胞贫血)、破坏增多(溶血性贫血)和丢失过多(外伤等所致失血性贫血),以及机

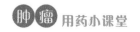

体组织器官供氧不足,从而出现一系列病理生理状态。因此,患者应关注红细胞和血红蛋白情况,当血红蛋白低于90g/L时应及时就医。

血小板

血小板具有凝血功能,起到止血的作用。血小板含量过低代表凝血功能比较差,出血风险增加。因此,患者应关注血小板变化情况及皮肤黏膜有无活动性出血情况,当血小板水平降低至$5×10^9$/L,或者有活动性出血时应及时就诊。

■ 甲状腺功能化验单怎么看?

化验指标包括甲状腺素(T_4)、三碘甲状腺原氨酸(T_3)、促甲状腺激素;而T_4又分为TT_4和FT_4,T_3又分为TT_3和FT_3,此外,还有抗促甲状腺素受体抗体(TRAb)、抗甲状腺过氧化物酶自身抗体(TPOAb)和抗甲状腺球蛋白抗体(TGAb)。总体来讲,TT_3、TT_4、FT_3、FT_4是定性指标,是判断有无甲状腺功能亢进症或减退症的指标;促甲状腺激素为定位指标,结合T_3、T_4及促甲状腺激素水平判断是原发还是继发病理变化,定位下丘脑-垂体-甲状腺轴位置的指标。而TRAb、TPOAb和TGAb则为明确病因的指标,用于判断有无自身免疫性疾病及疾病控制情况。

对于患者而言,如果想进一步了解自己的情况,重点关注如下几项即可。

TT_3/TT_4/FT_3/FT_4

甲状腺的主要功能是合成T_4和T_3,其中T_3约80%是由周围组织T_4转化而来,机体仅0.03%的T_4及0.3%的T_3为游离状态,结合型甲状腺激素以贮存和运输形式存在,游离型甲状腺激素则是甲状腺激素活性部分,直接反映机体甲状腺的功能。上述指标能帮助我们判断机体的甲状腺功能。通常,上述指标升高代表甲状腺功能亢进,其中TT_3是诊断甲状腺功能亢进症(俗称"甲亢")最敏感的指标,发生甲状腺功能亢进时TT_3可高出正常值4倍,而上述指标降低则常见于甲状腺功能减退症(俗称"甲减")。

促甲状腺激素

促甲状腺激素是甲状腺癌术后或放疗以后采用甲状腺素抑制治疗监测的重要指标,也是妊娠期甲状腺疾病重要监测指标之一。促甲状腺激素升高多见于原发性甲状腺功能减退症、亚急性甲状腺炎(恢复期)、亚临床甲状腺功能减退症、慢性淋巴细胞性甲状腺炎等。促甲状腺激素降低多见于甲状腺功能亢进症、亚临床甲状腺功能亢进症等疾病。其中,对于甲状腺癌患者,通常医生会依据肿瘤复发风险及不良反应发生风险制订相应的促甲状腺激素抑制水平目标值,患者可服用左甲状腺素钠片,使促甲状腺激素控制在一定范围内,以达到预防肿瘤复发的目的。

■ 甲状腺癌术后如何调整促甲状腺激素抑制水平?

口服甲状腺激素的目的为抑制促甲状腺激素水平,而促甲状腺激素的抑制水平与分化型甲状腺癌复发转移和癌肿相关死亡的关系密切。在通常情况下,临床上把甲状腺癌患者按照复发的风险分为低风险、中风险和高风险,同时依据促甲状腺激素抑制治疗的不良反应发生风险分为低、中、高 3 个级别,对于上述双风险分层,制订促甲状腺激素抑制目标,对于复发风险较高的患者,应长期将促甲状腺激素抑制在 0.1mU/L以下;对促甲状腺激素抑制不良反应风险较高的患者,将促甲状腺激素值放宽至 0.5mU/L 以下。肿瘤复发风险低的患者,其促甲状腺激素应长期控制在 0.5~2.0mU/L,对促甲状腺激素抑制不良反应高风险的患者,促甲状腺激素抑制放宽至 1.0~2.0mU/L。对于甲状腺癌复发风险和促甲状腺激素抑制不良反应风险均是中高等级的患者,则应个体化抑制促甲状腺激素目标,尽量将促甲状腺激素抑制水平维持在接近达标的最大耐受程度,并动态评估其双风险分层的变化,调整促甲状腺激素抑制目标。患者可以大概了解甲状腺癌术后不同患者的促甲状腺激素抑制水平,但上述风险评估及促甲状腺激素控制目标、后续左甲状腺素钠片剂量的调

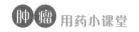

整建议由专业医生完成,患者应谨遵医嘱,规律服药,同时按时复诊监测甲状腺功能及促甲状腺激素水平。

■ 国产仿制药质量有保证吗?

相比于进口药,国产仿制药的价格便宜不少,那么药效会不会也降低呢?这种担心完全是多余的。事实上,国产仿制药物上市前都会进行"药物一致性评价",即仿制药与原研药必须具备化学物质一致性、产品功能一致性和生物等效性。只有通过了一致性评价的仿制药物才能上市,所以说国产仿制药是有质量保证的正规药物,患者可以放心选用。

■ 国产药物与进口药物相比不良反应大吗?

无论是进口原研药还是国产仿制药都有可能发生不良反应,是否会发生不良反应也与个体差异有关,例如,国产伊马替尼(昕维®)和进口伊马替尼(格列卫®)安全性均良好,不良反应无明显差异。

虽然原研药和仿制药从主要药物成分上来看是相同的,但药物的生产工艺、辅料和杂质含量是不同的。通过一致性评价说明原研药和仿制药具有生物等效性,但不等于临床等效性,这就是有些患者在换药后出现不良反应的原因之一。

■ 漏服药物后该怎么办?

查阅药物说明书

有些药物会在药物说明书的"用法用量"或"注意事项"中注明少服或漏服药品的处理办法。患者出现漏服药物的情况时,先查阅说明书中是否有标注,标注的处理方法一般都经过试验验证,可以保障药效、减少不良反应。

"1/2原则"处理法

说明书中没有标注的,一般情况下可以按照"1/2原则"来进行处理。将漏服时间与给药间隔的1/2时长进行比较。

1 若漏服时间少于给药间隔的1/2,可以按照正常剂量立即补服。如每天服药一次的药物,若漏服时间小于12小时,就可以立即补服常规剂量,之后正常服药即可。

2 若漏服时间大于给药间隔的1/2,则不应立刻服用漏服的药物,而是在下一次服药时间按正常剂量服用。如每天服药一次的药物,若在发现漏服时距离下一次服药的时间少于12小时,就不用补服药物,下一次服药时正常服用即可。

■ 如何避免漏服药物?

患者在服药时应严格遵守医嘱,按时按量服用药物,这样才能保证治疗效果,减少不良反应。

固定服药时间

固定服药时间,选择一个不容易忘记的时间点,比如起床后、睡觉前,还可以用日历或表格记录,每次服药后用笔进行标记,坚持一段时间后会形成习惯,可有效避免漏服的发生。

放在显眼的位置

将药物放在显眼的位置,如玄关、床头,路过这些位置时就能提醒患者服药。

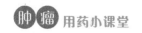

定闹钟

利用手机自带的闹钟或提醒的功能,或者专门提醒服药的应用软件。将服药时间录入手机,提醒患者按时服药。

分装药盒

将药物分装后,通过查看药盒来确认是否服药。这种方法非常适合健忘的老年患者,可以随身携带分装药盒,便于多种药物的管理。

家属提醒

对于一些记忆力减退的老年患者,家属应经常提醒,随时关注。